Iris Seidenstricker

Fühl dich gut – dein Leben lang!

IRIS SEIDENSTRICKER

Fühl dich gut – dein Leben lang!

Jung bleiben mit den **Big Five**

dtv

Von Iris Seidenstricker ist bei dtv außerdem lieferbar:
Zeit für Neues
Der kleine Taschencoach: Impulse für ein gutes Leben
Der kleine Taschencoach: Zufriedener arbeiten, glücklicher leben
Der kleine Taschencoach: Selbstliebe

MIX
Papier aus verantwortungsvollen Quellen
FSC® C083411

Umschlaggestaltung und -illustration: Katharina Netolitzky
Satz: Uhl + Massopust, Aalen
Gesetzt aus der Garamond
Druck und Bindung: CPI books GmbH, Leck
Printed in Germany · ISBN 978-3-423-26313-9

Inhalt

Einstimmung

Ich bleib dann mal jünger

Jungbleiben ist ein Lebensprogramm – Sie können heute noch damit beginnen.

Bleibe jung – damit du alt werden kannst.
IDA EHRE

Haben Sie schon erste Zeichen des Älterwerdens an sich wahrgenommen? Zieht es im Knie, wenn Sie in die Hocke gehen? Und haben sich zu Ihren Lachfältchen mittlerweile auch noch ein paar andere Fältchen gesellt?

Auch wenn sich unsere Lebenserwartung in den letzten hundertdreißig Jahren in Deutschland mehr als verdoppelt hat, wir also so lange leben dürfen wie keine Generation vor uns – der Gedanke an nachlassende Leistungsfähigkeit, schmerzende Gelenke und Organe, die nicht mehr so arbeiten, wie sie sollten, ist keine erfreuliche Perspektive. Vielleicht haben Sie sich auch schon bei dem Gedanken ertappt, dass Sie den Alterungsprozess am liebsten stoppen, ach, ihn idealerweise gleich ganz umkehren würden. Oder wenigstens ein bisschen verlangsamen …

Mit der Idee, das Altern auszubremsen, sind Sie nicht allein. Früher oder später, meistens ab dem mittleren Lebensalter, verspüren viele Menschen das Bedürfnis, jung zu bleiben oder sich irgendwie ein wenig zu verjüngen, um den Herausforderungen des Alltags auch weiterhin gewachsen zu sein und nach wie vor voll Lebenslust und Neugier auf die Welt und alles, was da wohl noch so kommen mag, schauen zu können. Unweigerlich kommt einem da der uralte Menschheitstraum vom ewig sprudelnden Jungbrunnen in den Sinn, in den man hinfällig hinein- und mit jugendlicher Anmut, gesund und energiegeladen wieder heraussteigt.

Der Traum von ewiger Jugend

Schon immer haben die Menschen von einem solchen Jungbrunnen geträumt, heute ist dieser Traum tatsächlich wahr geworden: Altersforscher haben den sagenhaften Jungbrunnen nämlich dort entdeckt, wo wir ihn vermutlich am wenigsten gesucht hätten: in unserem Lebensstil! Die ganz unspektakuläre und doch so großartige Erkenntnis der Wissenschaftler aus aller Welt lautet: Jungbleiben ist keine Frage von Magie oder äußeren Eingriffen – sich seine jugendliche Ausstrahlung zu erhalten, sich gesund und vital zu fühlen, hat vor allem mit der Art und Weise zu tun, wie wir mit uns und unserem Leben umgehen. Es ist das Resultat eines lebenslangen Programms, das aus fünf sehr einfachen Prinzipien besteht. Doch auch wenn für unsere Lebensqualität und unser Wohlbefinden diese »Big Five«, wie ich sie nenne, in jedem Alter von entscheidender Bedeutung sind, gilt: Je früher wir anfangen, auf sie zu achten, umso langsamer altern wir. Denn viele Schäden, die wir unserem Körper in jungen Jahren zufügen, zeigen sich erst im mittleren bis höheren Lebensalter. Den eigentlichen Wert der »Big Five« im Sinne einer ganzheitlichen Altersbremse erkennt man in jüngeren Jahren meist noch nicht. Macht nichts. Es ist nie zu spät, jung zu werden und zu bleiben. Dieses Buch zeigt Ihnen, wie.

»Big Five«-Coaching

Mit ›Jung bleiben mit den Big Five‹ habe ich für Sie ein Selbstcoaching-Programm entwickelt, das Sie Schritt für Schritt beim Wieder-jünger-Werden und Jüngerbleiben begleitet.

Im Coaching werden Menschen professionell dabei unterstützt, eine beruflich oder privat herausfordernde, schwierige Situation so zu verändern, dass sie besser mit ihr zurechtkommen. In meine Coaching-Praxis kommen Menschen mit den unterschiedlichsten Anliegen, etwa:

»Soll ich diesen verrückten Arbeitsplatz weiter aushalten oder mir einen neuen Job suchen?« Oder es treibt sie die Sorge um, dass sie nach dem Ausscheiden aus dem Berufsleben in das sprichwörtliche Loch fallen, wenn die bisherige Tagesstruktur und die Aufgaben, die doch sehr bereichernd waren, fehlen. Häufig führt sie aber auch einfach der Wunsch zu mir, mit dem stressigen Alltag besser klarzukommen. Die tausend täglichen Dinge wachsen ihnen über den Kopf, sie wissen nicht mehr, wie sie das alles bewältigen und dabei den Überblick und die gute Laune behalten sollen.

Das Coaching soll ihnen dann dabei helfen, zu neuen Perspektiven, Haltungen, Entscheidungen zu finden, Erkenntnisse über sich und ihre Lebenssituation zu gewinnen und, falls nötig, entsprechende Veränderungen herbeizuführen. Um das zu erreichen, setze ich viele erprobte Techniken und Methoden ein. So gibt es in meinem »Werkzeugkoffer« unter anderem den Perspektivwechsel, die Auseinandersetzung mit den eigenen Zielen und mit dem »inneren Kritiker« sowie eine Menge praktischer Übungen, die dabei helfen, bekannte Situationen neu zu sehen. Denn vor allem die neuen Erfahrungen sind es ja, auf die es ankommt – weil wir durch sie alte Handlungsmuster hinterfragen und modifizieren.

Viele Menschen denken bei Coaching an Beratung. Tatsächlich gibt es auch Coaches, die mehr beraten als coachen, die also ihren Klientinnen und Klienten fertige Lösungen anbieten. Coaching, wie ich es verstehe und praktiziere, ist etwas anderes. Keine Beratung in dem Sinne, dass ich den Eindruck erwecke, ich wüsste, was in dieser Situation richtig und gut ist, à la: »Aber das ist doch ganz klar, Frau Meier. Sie müssen einfach nur …« Was bei Frau Müller wunderbar funktioniert hat, muss bei Frau Meier noch lange nicht zum Erfolg führen. Mein Coaching unterstützt daher die Menschen, die zu mir kommen, stets dabei, ihre eigene, individuelle Lösung zu finden. Ich gebe lediglich Impulse in den Prozess; was daraus entsteht, gestaltet jede Klientin und jeder Klient selbst.

Genauso gehe ich auch in diesem Buch vor. Ich lade Sie ein, mit meiner Begleitung Ihren ganz individuellen Weg zum Jungbleiben zu finden. Doch bevor ich Ihnen nun gleich die wegweisenden »Big Five« vorstelle, lassen Sie uns noch einen kurzen Blick auf das große und so lukrative Geschäft mit der Jugendlichkeit werfen. Und die Frage klären, warum wir überhaupt altern.

Die Anti-Aging-Industrie boomt

Jung bleiben zu wollen ist nicht erst ein Thema unserer Zeit. Durch alle Jahrhunderte hindurch setzten Menschen ihre Hoffnung auf Heilkundige und deren magische Elixiere zur Lebensverlängerung. Im Mittelalter war Gold der Anti-Aging-Star, man war fest davon überzeugt, dass es aus den Strahlen der Sonne entstanden sei und deshalb Kraft spenden und zu einem langen Leben verhelfen könne.

Gewebe straffen, Falten glätten, die grauen Zellen auf Trab halten – der Sehnsucht nach ewiger Jugend widmen sich heute ganze Industriezweige. Da werden gigantische Summen in Forschung und Entwicklung investiert, um die uralte Vision von der ewigen Jugend wahr werden zu lassen, rund um den Globus wetteifern Wissenschaftler um neue, noch effektivere Wirkstoffe. Und das Angebot an Kosmetik, Wässerchen, Seren, Geräten und Nahrungsergänzungsmitteln – jetzt schon unüberschaubar groß – wächst täglich weiter. Exotische und regionale Superfoods werden gehypt, sogar das mystische Gold des Mittelalters findet in Form von Goldpartikeln wieder Verwendung in Essen und Kosmetik. Schönheitschirurgie, die Lifestyle-Branche, Kosmetik- und Pharmakonzerne machen Milliardenumsätze, weil wir für die Hoffnung auf Jugendlichkeit tief in die Tasche greifen. Die Grenzen zwischen Medizin und Kosmetik sind dabei häufig nicht mehr klar zu ziehen. Was daran liegt, dass im Gegensatz zu Medikamenten kosmetische Produkte zwar nicht zugelassen werden müssen, das Kosmetikgesetz die Hersteller aber verpflichtet, ihre Werbeversprechen mit wissenschaftlichen Studien zu belegen. Große Konzerne haben daher eigene Forschungszentren, in denen mit Spitzentechnologie und unter höchster Geheimhaltung an Rezepten zur Beseitigung von Alterserscheinungen wie Falten oder Pigmentstörungen, den sogenannten Altersflecken, gearbeitet wird. Das Ergebnis sind Produkte zu horrenden Preisen – von manchen Anti-Aging-Cremes kosten wenige Milliliter bis zu tausend Euro, andere wiederum sind schon für sechs Euro zu haben. Dabei ist ihr Nutzen in jeder Preislage umstritten. Aber ob die Präparate der Haut nun tatsächlich bei der Regeneration helfen, sie pflegen und dadurch die Bildung von Falten verzögern oder reduzieren oder ob sie keinen nennenswerten Effekt haben – schon in der Antike erkannte der Grieche Thukydides: »Die Schönheit liegt in den Augen des Betrachters.« Wie wahr.

Wie wollen wir älter werden?

Gegen den Wunsch, möglichst lange gut auszusehen und begehrenswert zu bleiben, ist natürlich überhaupt nichts einzuwenden. Aber mal ehrlich: Was nutzt uns ein faltenloses, straffes Gesicht, wenn die Gelenke nicht mehr mitmachen, wir vor Schmerzen kaum laufen können und uns die Lebensfreude abhandengekommen ist? Daher spielt unser Bedürfnis, mit steigender Lebenserwartung gesund und vital zu bleiben und unsere Lebensqualität zu erhalten, eine vergleichbar große Rolle.

Leider bedeutet Älterwerden aber in den wenigsten Fällen, dass wir uns ohne weiteres Zutun bester Gesundheit erfreuen. Kurzsichtigkeit einmal ausgenommen. Die kann mit zunehmenden Lebensjahren tatsächlich besser werden, weil sie sich mit der Altersweitsichtigkeit ausgleicht. Ansonsten aber stellt sich mit wachsendem Alter unweigerlich das eine oder andere Zipperlein ein. Vor dem Hintergrund unserer steigenden Lebenserwartung sollten wir uns daher nicht fragen: »Wie alt wollen wir werden?«, sondern: »Wie wollen wir alt werden?« Spontan würden die meisten von uns wahrscheinlich antworten: »Selbstverständlich gesund, aktiv und attraktiv.« Okay, alles machbar. Dass wir altern ist zwar eine unverrückbare Tatsache, aber wir können dafür sorgen, dass unsere biologische Uhr langsamer tickt, wir unser physiologisches Altern also hinauszögern.

Was beim Altern passiert

»Jeder will alt werden, aber niemand will alt sein«: Die Gespräche mit meiner über 90-jährigen Freundin Erika über das Älterwerden und Altsein führen mir jedes Mal vor Augen, dass das Alter im Allgemeinen, das hohe Alter aber im Besonderen eine enorme persönliche Herausforderung sein kann – es ist alles andere als ein Vergnügen, wenn die Energie abnimmt und körperliche Einschränkungen dazukommen. Diese anzunehmen und mit ihnen leben zu lernen erfordert ein Maß an Gleichmut, von dem wir Jüngeren uns noch überhaupt keine Vorstellung machen können. Oder gar an Mut: »Altern ist nichts für Feiglinge«, meinte Mae West, und Loriot konstatierte gar: »Altern ist eine Zumutung.«

Bei der Beschäftigung mit dem Thema Altern sollten wir aber auf keinen Fall übersehen, dass es ein unerhört großes Geschenk ist, überhaupt älter werden zu dürfen. So viele Menschen – auch aus unserem Bekannten- und Freundeskreis – mussten sich viel zu früh von dieser Welt verabschieden.

Altern ist ein biologischer Prozess, der schon mit unserer Geburt begonnen hat. Die Regenerationsfähigkeit unserer menschlichen Zellen lässt mit zunehmenden Lebensjahren nach, bis sie schließlich ganz erlischt. Diesem Zelltod können wir noch nicht entkommen. *Noch*, denn die Wissenschaft arbeitet mit Hochdruck daran, den Alterungsprozess ganz aufhalten zu können. Immer wieder gibt es spektakuläre Meldungen über Forschungserfolge, doch bislang ist die Formel für das unendliche Leben nicht gefunden. Vielleicht ist das ja auch ganz gut so. Aber – und das ist *die* Botschaft überhaupt – wir selbst können massiv beeinflussen, wie schnell das biologische Programm des Alterns in uns abläuft! In den letzten Jahren hat die Altersforschung weitreichende Erkenntnisse gewonnen. So weiß man inzwischen, dass unsere Gene nur zu einem geringeren Teil darüber entscheiden, wie schnell oder langsam unsere Lebensuhr tickt. Zu zwei Dritteln werden Altersbeschwerden nämlich durch schädliche Umwelteinflüsse und ungesunde Lebensweise hervorgerufen. Durch sie entstehen Entzündungen in unserem Körper, die die Immunzellen schädigen und den Alterungsprozess beschleunigen – weil sich die Telomere im Eiltempo verkürzen. Telomere sind die Endstücke unserer Chromosomen, die wie die kleinen Plastikhüllen von Schnürsenkeln das Ausfransen unserer Chromosomen verhindern und uns so vor Krankheiten schützen. Sind die Telomere lang, ist die Zelle jung und intakt und kann sich noch viele Male teilen. Im Laufe unseres Lebens werden die Telomere aber mit jeder Zellteilung etwas kürzer. Sind sie bereits deutlich verkürzt, ist die Zelle alt und die Wahrscheinlichkeit zu erkranken wird größer. Die Länge der Telomere ist also ein Indikator für Jugendlichkeit und Gesundheit. Beziehungsweise für Alterung und Krankheit.

Inzwischen ist die Telomerforschung aus der Anti-Aging-Medizin und der Krebsforschung nicht mehr wegzudenken. Eine wachsende Zahl von Wissenschaftlern beschäftigt sich mit der Frage, wie man die Verkürzung der Telomere stoppen oder sogar ihren Wiederaufbau bewirken kann. Geradezu sensationell war daher auch die Entdeckung, dass sich die magischen Fäden in unserem Körper durch das Enzym Telomerase nicht nur reparieren, sondern unter idealen Umständen sogar wieder verlängern lassen. Es ist also nicht nur möglich, den Alterungsprozess unserer Zellen aufzuhalten, es ist sogar möglich – wie es sich die Menschen über alle Jahrhunderte hindurch gewünscht haben –, ihn tatsächlich in gewisser Weise umzukehren. Natürlich können wir nicht alle Veränderungen, die mit dem Älterwerden einhergehen, bis in alle Ewigkeit vermeiden. Aber diejenigen, die durch einen ungesunden Lebensstil verursacht werden, eben schon. Die anderen können wir zumindest aufhalten – nicht für immer, nicht für Jahrzehnte, aber doch für sehr viele kostbare Lebensjahre.

Die »Big Five«

Nicht rauchen, eine feste Partnerschaft, Spielen, gute Freunde … Es ist eigentlich ganz einfach, mithilfe der »Big Five« länger jung und gesund zu bleiben. Was sind die fünf wesentlichen Punkte, auf die wir unser ganz besonderes Augenmerk richten sollten?

1. Eine gesunde Ernährung

Wie und was wir essen, beeinflusst unseren Alterungsprozess erwiesenermaßen massiv. Warum dies so ist und wie eine »Ich bleib dann mal jünger«-Ernährung aussehen kann, erfahren Sie im ersten Kapitel.

2. Körperliche und geistige Aktivität

Jung und vital bleiben wir, wenn wir uns körperlich und geistig bewegen. Dabei geht es nicht darum, Leistungssportler und Gedächtniskünstler zu werden. Die moderate und beständige Aktivität ist es, die unsere Zellen fit hält. Unser Alltag bietet uns dafür unzählige Gelegenheiten. Mehr dazu im zweiten Kapitel.

3. Eine positive Lebenseinstellung

Leben, lieben, lachen, Neugier und Optimismus – jung bleiben und sich jung fühlen hat enorm viel mit einer positiven Einstellung dem Leben gegenüber zu tun. Mit Stress gut umzugehen, sich zu entspannen und optimistisch auf das Leben zu blicken ist gar nicht so schwer. Im dritten Kapitel finden Sie viele Impulse und Tipps, wie Sie dies gezielt angehen können.

4. Aufgaben und Lebensinhalte

Wenn wir Ziele verfolgen, leidenschaftlich einem Hobby oder einer Aufgabe nachgehen, wenn wir uns für etwas engagieren und Anerkennung dafür bekommen, fließt jede Menge Energie durch unseren Körper, die uns jung und lebendig hält. Wie Sie Aufgaben und Inhalte finden, die Ihnen Lebensfreude schenken, schauen wir uns im vierten Kapitel an.

5. Soziale Kontakte

Wir brauchen Menschen. Sich mit der Partnerin oder dem Partner, Freunden oder Bekannten austauschen, zusammen singen, spielen, tanzen, feiern – Gesellschaft und rege Kommunikation sorgen für eine jugendliche Ausstrahlung und halten unser Gehirn auf Trab. Im fünften

Kapitel blicken wir auf Ihr soziales Netzwerk. Dort habe ich für Sie viele Ideen und Anregungen zusammengestellt, die Ihnen zeigen, wie Sie es pflegen und weiter knüpfen können.

Voilà – um nicht mehr, aber auch um nicht weniger geht's bei den »Big Five«. Diese fünf bestens erforschten Prinzipien bilden ein äußerst wirkungsvolles ganzheitliches Konzept, mit dem wir einfach und ohne Skalpell, teure Seren, Pillen und Kosmetik das Rad der Zeit in seiner Bewegung verlangsamen oder sogar ein Stück zurückdrehen können. Und, keine Sorge – es geht nicht darum, ein rigides Ernährungs-, Aktivitäts- und Sportprogramm eisern einzuhalten. Um Himmels willen, nein! Wenn wir krampfhaft versuchen, unserem (unausweichlichen) Altern zu entkommen, machen wir uns nur unglücklich. Es geht zwar tatsächlich um einen überwiegend »gesunden« Lebensstil, aber ab und an mal so richtig über die Stränge zu schlagen und im wahrsten Sinne des Wortes alle »Großen Fünf« gerade sein zu lassen, gehört zum Leben und zur Lebensfreude – so wichtig, niemals vergessen! – immer dazu. Wie sagte Charles Dickens so treffend? »Frohsinn und Zufriedenheit sind große Verschönerer und berühmte Pfleger von jugendlichem Aussehen.«

Was aber eben auch feststeht ist, dass wir selbst es sind, die darüber entscheiden, in welcher körperlichen und geistigen Verfassung wir die Jahre jenseits der fünfzig verbringen. Die Chancen, fit und gesund älter zu werden und die nächsten Jahrzehnte als eine reiche, spannende und beglückende Phase zu erleben, die nicht nur neue Falten, sondern viele Entfaltungsmöglichkeiten für uns bereithält, waren noch nie so gut. Mit den »Big Five« haben wir mächtige Werkzeuge in der Hand, um unseren Körper und Geist jung zu erhalten und vorzeitigen Alterserscheinungen so gut und so lange wie möglich entgegenzuwirken.

Der Dreh an den »Lebensstilschrauben«

Sollten Sie beim Lesen der Kapitel feststellen, dass es so einige Lebensstilschrauben gibt, an denen Sie drehen müssten, machen Sie sich bitte nicht verrückt. Sie müssen nicht gleich alles auf einmal angehen und Ihr Leben komplett umkrempeln. Sie machen einfach den ersten Schritt in die richtige Richtung und setzen das um, was Ihnen guttun könnte. Schon kleine Veränderungen in Ihrer Ernährung, beim Schlaf oder Ihren Bewegungsgewohnheiten haben eine große Wirkung und lassen Sie Lebenszeit gewinnen. Wenn Sie beispielsweise »Einfach mehr bewegen« in Kapitel 2 gelesen haben und sich danach spontan für eine Abendrunde um den Block entschließen, kann dies der Anfang von häufigerer regelmäßiger Aktivität sein. Sobald Sie nämlich nach einigen Malen feststellen, dass Ihnen der flotte Spaziergang in der frischen Abendluft nicht nur körperlich, sondern auch geistig guttut, weil Sie viel leichter abschalten und danach auch besser schlafen können, ist es bis zum täglichen Abendspaziergang nicht mehr weit.

Einige Angewohnheiten und Rituale, die Ihr jugendliches Aussehen und Ihre Lebenszeit negativ beeinflussen, können Sie wahrscheinlich relativ schnell ändern. Etwa indem Sie mehr schlafen oder sich mehr bewegen. Andere Dinge aber brauchen Zeit. Sich das Rauchen abzugewöhnen oder eine umfassende Ernährungsumstellung sind größere Projekte, die müssen Sie wirklich realisieren wollen. Ist das der Fall, kann es hilfreich sein, wenn Sie sich kompetente Unterstützung durch eine professionelle Raucherentwöhnung oder eine Ernährungsberatung an die Seite holen.

Es kann sein, dass Sie in den folgenden Kapiteln manche für Sie unbequeme Wahrheit über das, was Sie unnötig schnell altern lässt, erfahren – legen Sie das Buch bitte trotzdem nicht zur Seite. Je mehr Sie darüber wissen, umso besser können Sie entscheiden, wie Sie älter werden möchten. Und abwägen, was Sie bereit sind, für Ihr Jungbleiben zu tun.

Wie dieses Buch Sie beim Jungbleiben unterstützt

In ›Jung bleiben mit den Big Five‹ erfahren Sie, worauf Sie achten sollten, wenn Sie möglichst lange jünger aussehen und sich auch so fühlen wollen. Jedes Kapitel steckt voller interessanter Informationen und inspirierender Anregungen in Form von Coachingfragen, Übungen und Impulsen. Darüber hinaus erhalten Sie viele nützliche Tipps, wie Sie mit Spaß und ohne Stress – wobei Sie sich aber durchaus auch mal anstrengen dürfen – Ihre körperliche und geistige Frische erhalten.

Sie können ›Jung bleiben mit den Big Five‹ einfach nur lesen und die Informationen speichern, die für Sie aktuell wichtig sind. Wenn Sie sich aber mehr Zeit nehmen und tatsächlich an Ihrem Lebensstil etwas ändern möchten, dann machen Sie die Übungen und beantworten Sie ehrlich die Coachingfragen zu den einzelnen »Big Five«.

Die Kapitel bauen aufeinander auf und sind so konzipiert, dass Sie Schritt für Schritt Ihre persönlichen »Big Five«-Werkzeuge zusammenstellen können. Falls Sie an einem der »Big Five« ganz besonders interessiert sind, dann fangen Sie ruhig mit diesem an und setzen danach Ihre Lektüre in der vorgegebenen Reihenfolge fort. Am Ende eines jeden Kapitels finden Sie das »Ich bleib dann mal jünger«-Coaching, in dem Sie sich für eine neue Gewohnheit entscheiden, die Sie in den nächsten Wochen entwickeln möchten. Im Anschluss daran gibt's den »Wie läuft's?«-Check. Hier können Sie nach zwei oder auch drei Wochen überprüfen, wo Sie mit Ihrer neuen Gewohnheit gerade stehen und ob Sie schon ein wenig an Ihren »Lebensstilschrauben« gedreht haben.

Ihre Antworten zu den Coachingfragen wie auch zu einigen Übungen können Sie gleich auf den Buchseiten festhalten. Zusätzlich empfehle ich Ihnen, sich ein kleines Notizbuch oder eine Kladde anzuschaffen, um dort weitere Gedanken aufzuschreiben, die Ihnen während der Beschäftigung mit den »Big Five« in den Sinn kommen. Oder Sie legen eine Datei in Ihrem Notebook an.

Noch eine Anmerkung zu den Übungen: Mit ihnen ist das ja immer so eine Sache, man überblättert sie gerne und manche liegen einem auch nicht. Sollten Sie merken, dass Sie mit einer Übung so gar nichts anfangen können, lassen Sie sie einfach aus. Oder – viel besser – wandeln Sie sie so ab, dass Sie richtig Lust auf sie bekommen und sie ausprobieren wollen.

Meine Empfehlung ist, dass Sie mindestens sechs bis acht Wochen und gern auch länger Ihre neuen »Big Five«-Gewohnheiten und -Rituale einüben. Diese Zeit braucht man erfahrungsgemäß, um eher ungünstige Gewohnheiten durch neue zu ersetzen. Danach sind sie ein Teil von Ihnen und Sie müssen nicht mehr darüber nachdenken, ob Sie das, was Ihnen guttut und Sie jung hält, nun machen wollen oder nicht. Sie tun es einfach.

Puh, das klingt jetzt alles nach viel Arbeit. Aber wenn Sie erst in die Kapitel hineinlesen, werden Sie merken, dass es Schritt für Schritt vorangeht. Sie selbst wählen das Tempo, in dem Sie vorangehen möchten. Denn wie ich eingangs schon sagte: Jungbleiben ist ein Lebensprogramm. Es ist kein zeitlich begrenztes und schnell durchgezogenes Projekt, von dem Sie, einmal umgesetzt, dann lebenslang profitieren. Die »Big Five« können ihre verjüngende Wirkung nur dann entfalten, wenn Sie sie jeden Tag möglichst oft in Ihren Alltag einbauen.

Fangen Sie heute noch an!

»Ich werde täglich etwas tun« hat sich der große mittelalterliche Gelehrte und Bischof Albertus Magnus einst vorgenommen, um die Dinge, die ihm wichtig waren, auch wirklich anzugehen. Damit hat er erkannt und benannt, worum es geht. Um das Tun!

Die »Big Five« zeigen im Hinblick auf unsere kostbare Lebenszeit, dass niemand für unsere Bedürfnisse, unsere Gesundheit und unser Wohlergehen sorgen wird, wenn wir es nicht selbst tun. Wenn Sie sich Ihre Jugendlichkeit und Gesundheit lange erhalten wollen, dann fangen Sie heute noch damit an. Nutzen Sie die vielen »Big Five«-Gelegenheiten, die sich Ihnen von morgens bis abends in Hülle und Fülle bieten. Je öfter Sie dies tun, umso schneller werden Sie merken, dass Sie sich gesünder, lebendiger und energiegeladener fühlen. Eben einfach wieder jünger.

Ich wünsche Ihnen viel Freude, Spaß, Staunen und Genuss beim Entdecken Ihrer persönlichen »Big Five« und ein herrliches, langes, glückliches Leben.

Ihre Iris Seidenstricker

Big 1

Ernährung: Essen, was jung macht

Es isst sich mancher zu Tod,
an Honigkuchen und Zuckerbrot.
DEUTSCHES SPRICHWORT

Ein Märchen wird wahr

Als kleines Mädchen habe ich im Theater ›Das Schlaraffenland‹ gesehen. Die Geschichte vom Land, in dem Milch und Honig fließen, kannte ich schon aus meinem Märchenbuch mit den vielen bunten Illustrationen. Dass man sich zunächst durch Berge von Reisbrei essen musste, um überhaupt dorthin zu kommen, fand ich schon höchst erstaunlich. Was es aber auf den Bildern im Buch außer den Reisbreibergen zu entdecken gab, war noch unglaublicher: überall Knödel, gebratene Tauben, Kuchen und andere Leckereien, dazu viele kugelrunde Männer und Frauen. Sie lagen auf dem Rücken, hatten die Münder aufgesperrt und das Essen flog direkt hinein. Selbst die Schweinshaxn hatten Flügel!

Gebratene Tauben, Haxn, Knödel… nein, dieses Schlaraffenland reizte mich nicht. Viel lieber wäre ich im Supermarkt vergessen worden und hätte eine Nacht in der Süßigkeitenabteilung verbracht. Auf das Theaterstück wartete ich trotzdem sehr gespannt, weil ich unbedingt die Reisberge und das fliegende Essen sehen wollte. Doch meine Enttäuschung war groß: Statt echtem Reisbrei hingen mit Luft gefüllte Tücher auf Leinen, unter denen die Schauspieler hindurchkrochen. Und die Tauben, Knödel und Torten waren aus Stoff und wurden an dünnen Fäden über die Bühne gezogen.

Wahrscheinlich habe ich diese Aufführung nie vergessen, weil sie mein erstes Theatererlebnis war. Sie ist mir sicherlich aber auch deshalb im Gedächtnis geblieben, weil es für mich als Kind äußerst befremdlich war, von so viel Essen umgeben zu sein. Und ständig essen zu wollen.

Heute ist der uralte Menschheitstraum vom Essen im Überfluss, der meistens in Hungerzeiten geträumt wurde, für uns tägliche Realität. Alles, worauf wir gerade Appetit haben, fliegt uns quasi fertig zum Anbeißen in den Mund. Wir holen es aus dem Kühlschrank, kaufen es im Supermarkt und lassen es uns von unserem Lieblingsrestaurant liefern. Oder wir gehen in die Food-Courts der Einkaufszentren, wo die leckersten nationalen und internationalen Gerichte zur Auswahl stehen. In Städten, an Bahnhöfen oder anderen öffentlichen Plätzen können wir kaum noch einen Schritt machen, ohne dass uns der Duft von Frischgebackenem und Gebratenem in die Nase steigt und wir von Slogans wie »Jetzt eiskalt genießen!«, »... wenn der kleine Hunger kommt« oder »Snacken, bis der Zug kommt« zum Zugreifen und Hineinbeißen aufgefordert werden.

Nie zuvor in der Menschheitsgeschichte stand Essen zu jeder Tageszeit griffbereit zur Verfügung, nie war Nahrung so billig und vielfältig. Und nie zuvor hat die Lebensmittelindustrie mit Milliardeninvestitionen und akribischer Forschung so gezielt darauf gesetzt, durch eine ausgeklügelte Mischung aus Chemie, Zucker, Fett und Salz Produkte zu entwickeln, die uns nach mehr gieren lassen, weil sie unser Sättigungsgefühl aushebeln. Gleichzeitig konnte man aber auch noch nie so viele gute, qualitativ hochwertige und gesunde Lebensmittel kaufen und problemlos die unterschiedlichsten Ernährungsformen ausprobieren. Weil es für alle Bedürfnisse und Wünsche nahezu alles gibt.

»Iss mich!«

Sie sehen im Kino eine Werbung, in der eine attraktive Frau genüsslich in ein schokobraunes Eis beißt. Der betörend glänzende Schokoladenüberzug knackt, die Schokolade splittert und Sie merken, wie Ihnen das Wasser im Mund zusammenläuft ... Kennen Sie das? Bestimmt. Denn wir reagieren auf Reize, seit Urzeiten sind wir biologisch so angelegt, weil wir sonst nicht überleben könnten. Die Lebensmittelindustrie und Gastronomie macht sich dieses Verhalten zunutze, indem sie mit Werbung und ihren überall vorhandenen Produkten Anreize zum Essen setzt, die unserem Unterbewusstsein befehlen: »Greif zu! Iss mich! Jetzt!« Wir tun es und essen dabei zu viel, zu salzig und zu süß. Was die Ärzte beunruhigt, freut die Nahrungsmittelindustrie. Denn Jahr für Jahr erwirtschaftet sie Rekordsummen.

Doch warum erzähle ich Ihnen vom wahr gewordenen Märchen des Schlaraffenlands in einem Buch, in dem es ums Jungbleiben geht? Weil beides sehr eng miteinander zusammenhängt. Denn wollen wir länger jung und gesund bleiben, müssen wir aus dem Überangebot an Essen täglich eine Auswahl treffen. Und zwar die richtige. Was aber alles andere als leicht ist, schließlich haben wir evolutionär gelernt, dann zuzugreifen, wenn es etwas zu essen gibt. War der Elch erlegt, schlugen sich unsere Vorfahren die Bäuche voll und schlemmten mehrere Tage ungehemmt. Man wusste ja nicht, wann es wieder ein so üppiges Mahl geben würde. Tage mit wenig oder überhaupt keiner Nahrung waren der Normalzustand. Das änderte sich erst, als wir sesshaft wurden und mit Ackerbau und Viehzucht unsere Mahlzeiten einigermaßen planen konnten.

Heute dagegen brauchen wir nicht mehr auf Vorrat zu essen, wir sind rund um die Uhr versorgt. Der absolute Luxus! Und was für ein Privileg, überhaupt in diesem Reichtum leben zu dürfen. Gleichzeitig ist es eine große Herausforderung, weil wir erst einmal lernen müssen, mit diesem Überangebot umzugehen und nicht alles, was verführerisch duftet und unwiderstehlich aussieht, wie in der Steinzeit gleich in den Mund zu schieben.

»Ich im Schlaraffenland«

Kennen Sie das auch noch, dass es nur sonntags Fleisch gab und die Reste dessen, was unter der Woche auf dem Küchenplan gestanden hatte, im Eintopf am Samstag wieder auftauchten? Essen einfach wegzuwerfen, wie es heute in großem Stil gemacht wird, galt als Unsitte, wenn nicht als Sünde. Früher, als man an allem sparen musste, waren die Regeln streng. Selbst wenn man Hunger hatte, durfte nur zu den Mahlzeiten gegessen werden und dann nur das, was auf den Tisch kam. Zu essen, wann und worauf man gerade Lust hatte, kam niemandem in den Sinn. Haben Sie schon einmal darüber nachgedacht, wie sich Ihr Essverhalten und Ihr Umgang mit Lebensmitteln in den letzten Jahrzehnten durch das wachsende Angebot verändert hat?

Was habe ich als Kind am liebsten gegessen? Was sind heute meine Leibspeisen?

Kaufe ich mir Essen oder Snacks unterwegs in Bäckereien oder Imbissen? Wenn ja, wie oft pro Woche? Warum? Um Zeit zu sparen?

___

___

___

Koche ich mit frischen Zutaten? Oder greife ich häufig zu Fertiggerichten, weil sie mir schmecken und die Zubereitung unkompliziert ist?

___

___

___

Lasse ich mich von den vielen leckeren Sachen – zum Beispiel beim Bummel in der Stadt – zum Essen verführen, auch wenn ich gar nicht hungrig bin? Oder kann ich gut an den »Iss mich!«-Verlockungen vorbeigehen?

___

___

___

Kenne ich noch Hungergefühle? Oder bin ich dauersatt, weil ich eigentlich immer etwas esse?

Wie Essen unser Altern beeinflusst

Essen ist in unserer Gesellschaft nicht nur im Überfluss zu haben – es ist auch *das* Thema in den Medien. Fast täglich informieren Magazine, Zeitschriften, Bücher und das Internet über Superfoods und Trends und stellen die neuesten wissenschaftlichen Erkenntnisse zu der Frage vor, wie man von der richtigen Ernährung profitiert, gesund und schlank wird.

Dass gesunde Ernährung zahlreichen Krankheiten vorbeugt, ja sie sogar heilen kann, ist mittlerweile durch ungezählte Studien belegt. Aber können Lebensmittel auch den Alterungsprozess verzögern? Kann das, was wir täglich essen, uns tatsächlich dabei unterstützen, unsere Jugendlichkeit länger zu erhalten?

Diese Frage treibt Wissenschaftler in aller Welt um, auch die amerikanische Forscherin Cindy Leung, Professorin an der University of Michigan School of Public Health, ging ihr nach. Leung wollte wissen, wie eine gesunde Ernährung die Länge der Telomere, die Sie schon aus der Einstimmung kennen (Seite 13), beeinflusst.

Dass ein gesunder Lebensstil ohne Rauchen, mit viel Bewegung und moderatem Essen positive Auswirkungen hat, hatten Wissenschaftler bereits herausgefunden. Leung und ihr Team konzentrierten sich bei ihrer Forschung nun insbesondere auf die Rolle der Ernährung. Sie luden über fünftausend gesunde Frauen und Männer zwischen zwanzig und fünfundsechzig Jahren ein, an einer einjährigen Studie teilzunehmen, bei der analysiert und bewertet werden sollte, welche Effekte bestimmte Ernährungsformen haben. Dazu gehörte auch die sogenannte mediterrane Ernährung, die unter Medizinern und Ernährungswissenschaftlern als geradezu ideal gilt, wenn man gesund bleiben und lange leben will. Was stellte das Team in Bezug auf den Alterungsprozess fest, als es die Länge der Telomere in den Körperzellen der Teilnehmerinnen und Teilnehmer gemessen hatte?

!

Die mediterrane Ernährung

Die Bezeichnung »mediterrane Ernährung« oder auch »Mittelmeerkost« geht auf die Essgewohnheiten der Landbevölkerung im Mittelmeerraum zwischen 1950 und 1960 zurück. Sie war kerngesund, gegessen wurde, was die Region und Jahreszeit gerade zu bieten hatten: viel frisches Obst, Gemüse und Hülsenfrüchte, Getreideprodukte aus Vollkorn, Kartoffeln, Reis, Fisch, Olivenöl und Nüsse. In geringeren Mengen kamen mageres Fleisch und Milchprodukte auf den Tisch, selten »rotes Fleisch« wie Rind-, Schweine-, Schaf- und Lammfleisch oder Wurst. Alles wurde frisch zubereitet und mit einem Gläschen Rotwein genossen, industrielle Nahrung spielte so gut wie keine Rolle. Seitdem Fast-Food-Ketten und Fertigprodukte aber auch in Südeuropa Einzug gehalten haben, ist die traditionelle mediterrane Ernährung nur noch in wenigen, eher abgeschiedenen Gebieten zu finden – die Quote an fettleibigen Kindern in südeuropäischen Ländern ist in Italien am höchsten.

Die mediterrane Ernährung wird häufig auch »Kreta-Diät« genannt. Diese Bezeichnung ist etwas irreführend, denn es handelt sich dabei nicht um eine kurzfristig »durchzuhaltende« Diät, sondern um einen Ernährungsstil, der sich weltweit in vielen Studien als besonders gesundheitsförderlich erwiesen hat. Und der den Alterungsprozess von Knochen, Nerven, Herz und Gehirn um bis zu fünfzig Prozent reduzieren kann.

Das Fazit von Leungs spannendem Forschungsprojekt war: Ja, wir können uns jung essen, unsere biologische Lebensuhr lässt sich durch gesunde Ernährung tatsächlich dazu bringen, langsamer zu ticken. Je gesünder die Ernährung der Teilnehmerinnen und Teilnehmer nämlich war, desto länger und intakter waren auch deren Telomere und desto jünger und gesünder ihre Zellen. Bei den Frauen war die Verlangsamung des Alterungsprozesses sogar noch deutlicher zu sehen als bei den Männern. Die Wissenschaftler erklärten dies mit dem unterschiedlichen Essverhalten, da die Männer – obwohl sie sich tendenziell auch gesund ernährten – zwischendurch trotzdem mehr zu Ungesundem gegriffen hatten. Ein weiteres Fazit der Studie war daher auch, dass man im Rahmen einer angemessenen Ernährungsmenge noch sehr viel mehr »gute« Nahrungsmittel essen müsste, um die schädlichen Effekte von »schlechtem«, den Zellen schadendem Essen auszugleichen.

»Guter« oder »schlechter« Treibstoff?

»Wer zehn Jahre jünger aussieht, als er de facto ist, hat das zu fünfzig Prozent durch seine Ernährung erreicht«, brachte es der amerikanische Altersforscher Michael Roizen auf den Punkt. Was nicht weiter erstaunlich ist, wenn wir uns klarmachen, dass das, was wir täglich essen, der Treibstoff für unseren gesamten Organismus ist. Unser Auto funktioniert ja auch nur, wenn der richtige Sprit in den Tank kommt. Und beim Ölwechsel ist das Beste für den Motor gerade gut genug. Nun ist unser Körper kein Auto, die Prozesse, die in uns ablaufen, sind um so vieles raffinierter und komplexer als bei einem Fahrzeug. Dennoch passt der Vergleich ganz gut, da das, was wir täglich »tanken«, die entscheidende Basis dafür ist, dass unser Lebensmotor möglichst lange ohne größere Probleme schnurrt. Wollen wir lange jung bleiben, müssen wir uns daher unbedingt mit unserem »Treibstoff« beschäftigen.

Bevor wir zu den Jungmachern unserer Ernährung kommen, also den Lebensmitteln, die den Alterungsprozess laut Leungs Studie verlangsamten, lassen Sie uns noch einen Blick auf die Alters-Turbos für unsere Zellen werfen. Und da kommen wir leider um einige unpopuläre Wahrheiten nicht herum.

Vieles davon ist Ihnen sicherlich nicht neu. Aus diesem Grund möchte ich hier auch nur nochmal das Wesentliche für Sie zusammenfassen, quasi als Basis für alle weiteren Überlegungen.

▷ Alkohol

Alkohol ist einer der ganz großen Jugendräuber, weil er sich schädlich auf die Blutgefäße auswirkt. Viele von Ihnen denken jetzt bestimmt: »Aber man hört doch immer wieder, dass Alkohol auch gesundheitsfördernde und sogar verjüngende Wirkung haben soll! Und zu der mediterranen Ernährung gehört schließlich auch Rotwein …« Stimmt. Es gibt sogar wunderbare Beispiele, die das zu belegen scheinen: Die ältesten Menschen der Welt, die 122-jährige Französin Jeanne Louise Calment und der Italiener Antonio Todde, der 112 Jahre alt wurde, tranken nach eigenem Bekunden leidenschaftlich gern Rotwein.

Wenn man sich aber die aktuelle Studienlage genauer anschaut, wird klar: Selbst mäßiger Alkoholkonsum ist nicht gesund, schon ab dem ersten Schluck ist Alkohol schädlich. Denn er verändert die Mundflora so, dass sich schwerwiegende Entzündungen und auch chronische (Herz-)Erkrankungen leichter entwickeln können. Viele Studien, die Alkohol eine gesundheitsfördernde Wirkung zusprechen, weisen zudem methodische Schwächen auf. Alkohol, moderat genossen, kann zwar die Gesundheit durch manche Inhaltsstoffe – wie zum Beispiel das Resveratrol im Rotwein, das zu den Polyphenolen gehört und antioxidativ wirkt – positiv beeinflussen. Die negativen Folgen des Alkoholkonsums machen die positiven Effekte aber gleich wieder zunichte.

? Was sind Polyphenole? Und was heißt antioxidativ?

Polyphenole – wie das Resveratrol im Wein – sind Substanzen, die in fast allen Pflanzen als Farb- oder Geschmacksstoffe vorkommen. Sie dienen ihnen entweder als Schutz vor Fressfeinden oder als Lockmittel für Insekten. Polyphenole gehören zu den Antioxidantien, die freie Radikale in unserem Körper einfangen, uns so vor Krankheiten schützen und auch die Hautalterung verlangsamen. Freie Radikale werden von unserem Körper während des Stoffwechsels gebildet, aber sie werden auch durch Zigarettenrauch, Umweltverschmutzung, UV-Strahlung, Stress, ungesunde Ernährung und Schlafmangel vermehrt produziert. Kommen freie Radikale in großer Menge vor, spricht man von »oxidativem Stress«, der Irritationen und Entzündungen fördert und den Prozess der Hautalterung beschleunigt. Im schlimmsten Fall schädigen die vielen freien Radikale sogar die DNA, unser Erbgut. Antioxidantien wie die Polyphenole machen die freien Radikale unschädlich, weil sie sie fangen. Dadurch wirken Polyphenole entzündungshemmend, blutdruckregulierend und beeinflussen auch das Immunsystem positiv.

▷ Zucker

So herrlich süß und so gefährlich … Zucker führt nicht nur zu Karies und macht dick – er beschleunigt auch die Zellalterung, weil eine zuckerhaltige Ernährung die Telomere verkürzt und dadurch das Risiko zu erkranken immer größer wird. Der Speck, den wir uns durch zu viel Zucker auf die Rippen schaffen, produziert bestimmte Stoffe, die in unserem Körper chronische niedrigschwellige Entzündungsprozesse auslösen können, die wir kaum merken, die aber unserer Gesundheit auf Dauer schaden und uns schneller altern lassen.

Zucker verbindet sich mit den Eiweißmolekülen in unserem Körper, die unter anderem für eine elastische Haut wichtig sind, und verklebt diese miteinander. Je mehr Zucker wir durch Essen und süße Getränke wie Softdrinks in unseren Körper schleusen, umso mehr von diesen verzuckerten Proteinen haben wir im Blut. In unserem Gewebe und unseren Gefäßen werden sie dann zu kleinen Klumpen und führen zu Krankheiten wie Bluthochdruck, Arteriosklerose und Diabetes.

Wissenschaftler warnen, dass zuckerhaltige Getränke genauso schädlich sind wie Nikotin, weil sich durch deren Genuss die Telomere früher als nötig abnutzen. Beim Zucker gilt: je weniger, desto besser. Man kann sogar – im Gegensatz zu Salz – komplett auf ihn verzichten.

!

So süß!

Laut Zollaufzeichnungen des Deutschen Reichs lag der Pro-Kopf-Zuckerkonsum 1874, als Zucker noch selten und kostbar war, bei rund 6,2 Kilogramm pro Jahr. Heute essen Deutsche jährlich rund fünfunddreißig Kilogramm Zucker. Spitzenreiter im Zuckerverzehr sind die Kubaner, die es pro Jahr auf üppige einundsiebzig Kilogramm bringen.

Vor hundert Jahren wurde Zucker noch als »weißes Gold« verehrt, heute gilt er als »weißes Gift«. Und nicht wenige Menschen sagen von sich selbst, sie seien zuckersüchtig, obwohl Zuckersucht bisher keine anerkannte Diagnose ist. Experten sprechen eher von einer süchtig machenden Wirkung des Zuckers und dass er in unserem Gehirn wie eine Droge wirkt. Die Nahrungsmittelindustrie nutzt dies und mischt Zucker oder Zuckeraustauschstoffe überall dort hinein, wo sie nichts verloren haben: in Brot, Pizza, Kartoffelsalat, Ketchup, Wurst, Salatsoßen, Hummus … Selbst Zahncreme enthält Zuckerersatzstoffe. Wissenschaftler haben inzwischen die »Naschformel« herausgefunden: Besteht ein Lebensmittel zur Hälfte aus Kohlenhydraten wie Zucker und zu einem Drittel aus Fett – wie es zum Beispiel bei Eiscreme oder Schokolade der Fall ist –, läuten die Glocken im Belohnungssystem unseres Gehirns und wir können uns nicht mehr beherrschen.

▷ Salz

Essen wir regelmäßig zu viel Salz, das vor allem in Fertiggerichten und industriell verarbeiteten Lebensmitteln steckt, riskieren wir Bluthochdruck. Auf Dauer schädigt es das Herz, das Gehirn, die Nieren und die Blutgefäße, Herzinfarkte oder Schlaganfälle können die Folge sein. Salz entzieht unserem Organismus aber auch sehr viel Wasser. Wenn wir nicht genug trinken, holt er es sich aus unseren Zellen, die aber unbedingt ausreichend Wasser brauchen, um optimal funktionieren zu können. Steht ihnen nicht genügend zur Verfügung, altern nicht nur sie schneller – der gesamte Alterungsprozess unserer Organe, unserer Haut und unseres Blutes beschleunigt sich.

Nach dem Verzehr von salzhaltigen Lebensmitteln wie Chips und Pommes frites haben viele Menschen Durst, gleichzeitig aber auch das Bedürfnis nach etwas Süßem. So greifen sie zu süßen Softdrinks, wodurch noch mehr Zucker in den Körper gelangt. Salz in Kombination mit Fett, wie es bei gesalzenen Erdnüssen oder Chips vorkommt, wirkt auf unser Gehirn wie ein Suchtmittel und wir essen so lange weiter, bis die Dose oder die Tüte leer ist.

▷ Rotes Fleisch

Steak, Hamburger, Schnitzel und Lammkotelett – zu viel rotes Fleisch erhöht das Risiko von Herz- und Kreislauferkrankungen, Atemwegserkrankungen, Schlaganfall, Leber- und Nierenerkrankungen bis hin zu Diabetes, Krebs und Alzheimer. Als Ursache für die gesundheitsschädlichen Wirkungen von Fleisch nimmt man das darin enthaltene Häm-Eisen an, ein Bestandteil des roten Blutfarbstoffs Hämoglobin. Noch schädlicher für die Telomere aber ist verarbeitetes Fleisch wie Geräuchertes und Gepökeltes, Wurst, Würstchen, Schinken oder Corned Beef. Was zum einen an den vielen Zusatzstoffen liegt, zum anderen mit der Haltbarmachung zusammenhängt: Beim Pökeln oder Räuchern können sich krebserzeugende Nitrosamine bilden.

▷ Transfette

Transfette sind künstlich gehärtete Fette, die unser Körper nicht verarbeiten kann. Sie entstehen beim industriellen Härten von Ölen wie auch beim Erhitzen und Braten von ungesättigten Fettsäuren. Transfette gelten als gefährliche Krankmacher, weil sie an den Zellwänden, Blutbahnen und Nerven kleben und deren Funktion beeinträchtigen. Schon geringe Mengen sollen das Risiko für Herz-Kreislauf-Erkrankungen erhöhen. Transfette stecken in allen industriell verarbeiteten Lebensmitteln – in Fertiggerichten, Pizzen, Chips, Croissants, Panaden und Soßen genauso wie in Süßigkeiten, Eis, Kuchen, Keksen und Müsliriegeln. Frittiertes wie Pommes frites, Kroketten, Frühlingsrollen oder Backfisch ist besonders ungesund. In vielen Fast-Food-Restaurants und Imbissen wird das Frittieröl stundenlang erhitzt, wobei ein giftiges Gemisch aus Transfetten und anderen Fetten entsteht. Auf der Zutatenliste werden Transfette oft nicht mit diesem Namen ausgewiesen. Sie verbergen sich hinter der Bezeichnung »gehärtete Fette« oder »teilweise gehärtete Fette«.

▷ Rauchen

Einer der größten Jugendkiller sei an dieser Stelle auch noch erwähnt: das Rauchen. Raucherinnen und Raucher essen zwar keinen Tabak, aber sie inhalieren die giftigen Dämpfe und die lassen die Zellen nicht nur schneller altern, sondern führen auch zu einem schnelleren Schwund der Telomere und schlimmstenfalls zu Erkrankungen mit Todesfolge. Wie man auf jeder Zigarettenpackung eindrücklich sehen und lesen kann. Wer der Meinung ist, mit gesunder Ernährung und viel Bewegung die schädlichen Effekte des Rauchens auffangen zu können, irrt. Gegen die verheerende Wirkung von Zigaretten können auch morgendliche Waldläufe und Berge von Kräutern und frischem Gemüse nichts ausrichten. Aber es gibt auch eine gute Nachricht: Es ist nie zu spät zum Aufhören. Laut dem deutschen Krebsforschungszentrum senkt ein Rauchstopp die Gefahr, an Krebs zu erkranken, schon nach wenigen Jahren erheblich. Selbst wenn man schon um die sechzig ist.

!

Warum unsere Haut durch Rauchen schneller altert

Da Nikotin die Blutgefäße verengt, gelangen weniger Nährstoffe und weniger Sauerstoff in die Hautzellen, die Haut kann weniger Flüssigkeit speichern und trocknet schneller aus. Mit der Folge, dass sie faltig und fahl wird, an Elastizität und Spannkraft verliert und die oberen Hautschichten geschädigt werden. Das Altern der Haut haben amerikanische Wissenschaftler in einer Studie an eineiigen Zwillingen, von denen der eine rauchte, der andere nicht, eindrucksvoll mit Fotos dokumentiert. Auf den Bildern, die Sie im Internet unter den Stichwörtern »Studie Rauchen Zwillinge« finden können, ist die unterschiedlich starke Hautalterung deutlich zu erkennen.

Auf der Überholspur ins Alter

Zu viel Alkohol, Zucker, Salz, rotes Fleisch, Transfette und Rauchen sind also echte Altmacher. Wenn wir dazu noch zu viel Gewicht mit uns herumschleppen, lieber auf der Couch liegen, als uns zu bewegen, und zu wenig schlafen, rasen wir auf der Überholspur mit Tempo 300 zu Falten und verkalkten Arterien. Mit einem solchen Lebensstil bringen wir unsere gesamte Körperchemie durcheinander, bei der normalerweise alles perfekt aufeinander abgestimmt ist, damit alle Organe störungsfrei arbeiten können und wir gesund bleiben. Wir schaffen ideale Voraussetzungen für einen Turbo-Alterungsprozess mit Aussicht auf Arthrose, Arteriosklerose, Herz-Kreislauf-Erkrankungen – Achtung, Herzinfarkt! –, Schlaganfall, Diabetes Typ 2 und sogar Demenz. Australische Forscher haben jüngst bei der Auswertung von zweihundert internationalen Studien auch einen eindeutigen Zusammenhang zwischen Demenz und Fast Food herausgefunden. Und schreckten nicht vor dem drastischen Fazit zurück, dass man sich mit Fast Food und zu wenig Bewegung das Gehirn »kaputt essen« kann.

Alle erwähnten Erkrankungen wurden früher auch »Alterskrankheiten« genannt. Heute trifft diese Bezeichnung nicht mehr zu, da inzwischen schon Vierzigjährige an ihnen leiden, ja sogar Kinder und Jugendliche sind mittlerweile von Diabetes Typ 2 betroffen, weil Übergewicht, ungesunde Ernährung und Bewegungsmangel dessen Entstehung fördern. Für Mediziner ist das eine höchst besorgniserregende Entwicklung. Mal ganz abgesehen davon, dass die Betroffenen im schlimmsten Fall über Jahrzehnte hinweg an Lebensqualität einbüßen.

»Wie sieht mein Treibstoff aus?«

Beobachten Sie in den nächsten drei Tagen doch einmal, was Sie essen und trinken. Dabei geht es nicht darum, dass Sie es als gut oder schlecht, richtig oder falsch bewerten. Die Aufmerksamkeit, die Sie Ihrem Essen schenken, soll Ihnen lediglich bewusst machen, was während des Tages auf Ihren Teller und in Ihr Glas kommt. Wichtig ist, dass Sie wirklich alles notieren. Was am einfachsten ist, wenn Sie es immer sofort gleich hier ins Buch schreiben oder im Handy beziehungsweise in Ihrem Notizbuch festhalten. Natürlich können Sie auch erst am Abend den Tag hinsichtlich Ihrer Ernährung Revue passieren lassen. Die Erfahrung zeigt aber, dass man vieles von dem, was man im Laufe des Tages – auch und gerade zwischendurch! – zu sich genommen hat, schnell vergisst.

1. Tag: Was habe ich heute gegessen und getrunken?

2. Tag: Was habe ich heute gegessen und getrunken?

____

____

____

3. Tag: Was habe ich heute gegessen und getrunken?

____

____

____

Wenn ich mir das jetzt alles so ansehe: Wie viel Prozent machen die »Altmacher« in meiner Ernährung - also Alkohol, Süßigkeiten und Kuchen, rotes Fleisch, Aufschnitt und Würstchen, Fertiggerichte etc. - ungefähr aus? Fünfzig Prozent? Mehr oder weniger?

____

Wie wir uns (wieder) jung essen

Puderzuckerstrände, dichte Urwälder und eine faszinierende Unterwasserwelt – die tropische Inselgruppe Okinawa im südlichen Zipfel Japans ist ein traumhaftes Ferienparadies. Berühmt ist sie aber nicht nur wegen ihrer herrlichen Natur – Okinawa hat es vor allem zu internationaler Bekanntheit gebracht, weil dort im Verhältnis zur Bevölkerung die meisten über Hundertjährigen leben. Nirgendwo sonst ist die

Lebenserwartung so hoch, selbst mit neunzig Jahren zählt hat man dort noch zu den Jüngeren. In einem kleinen Dorf im Norden von Okinawas Hauptinsel gibt es einen Steinblock mit der Inschrift: »Mit siebzig bist du ein Kind, mit achtzig ein Jugendlicher, und wenn dich die Ahnen mit neunzig zu sich holen wollen, dann bitte sie, noch ein wenig zu warten, bis du hundert bist.«

Die Menschen auf Okinawa werden aber nicht nur älter als in den anderen Teilen der Welt, sie sind dabei auch noch kerngesund und bis ins hohe Alter körperlich und geistig aktiv. Und voller Energie und Lebensfreude. So beginnen die alten Okinawer ihren Tag mit Gymnastik, bauen wie eh und je in ihren Gärten oder auf kleinen Feldern ihr Gemüse und Obst an und verkaufen das, was sie nicht selbst verbrauchen, auf dem Markt. Wenn sie ihre Aufgaben erledigt haben, spielen sie Gateball, eine japanische Mannschaftssportart, die mit dem Krocket verwandt ist. Oder sie trainieren Karate, gehen schwimmen, fahren Fahrrad und sind sogar mit dem Motorrad unterwegs. »Pin Pin« werden die Alten auf Okinawa auch liebevoll genannt, was so viel wie »springender Gummiball« bedeutet.

!

Wo die Menschen am ältesten werden

Okinawa gehört zu den fünf Blauen Zonen weltweit, in denen Menschen wesentlich älter werden und dabei gesünder und glücklicher sind als im Rest der Welt. Die anderen vier sind das griechische Ikaria, Sardinien, Nicoya in Costa Rica und das kalifornische Loma Linda. Dort gehören die Langlebigen vor allem der Glaubensgemeinschaft der Adventisten an. Man hört auch immer wieder von Gegenden, in denen Menschen eine Lebenserwartung von bis zu 145 Jahren haben, wie es bei dem pakistanischen Naturvolk der Hunzukuc der Fall sein soll. Verlässliche Daten dazu gibt es aber nicht. Auf Okinawa hingegen werden die Geburts- und Sterbedaten durch ein akribisch geführtes Familienregister dokumentiert.

Dass die Okinawer steinalt werden und dabei auch noch fit wie ein Turnschuh sind, finden Altersforscher weltweit natürlich extrem spannend. Inzwischen haben sie herausgefunden, dass die Bevölkerung dort nach den Prinzipien der »Big Five« lebt, sich also viel bewegt, eine positive Lebenseinstellung mit effektiver Stressbewältigung hat, bis ins hohe Alter Aufgaben nachgeht und in ein intaktes soziales Umfeld eingebunden ist. Und dass – neben Umwelteinflüssen und genetischen Faktoren – vor allem ihre Ernährung eine wesentliche Ursache für ihr langes Jungbleiben und gesundes Altern ist.

Der Speiseplan der Okinawer

Okinawer lieben schmackhaftes, abwechslungsreiches Essen und ernähren sich gemäß der traditionellen japanischen Küche so, wie es unsere Telomere lieben: mit guten Fetten und kalorienarm, mit sättigenden Ballaststoffen, wertvollen sekundären Pflanzenstoffen und Antioxidantien. Zu ihren Grundnahrungsmitteln gehören viel frisches Obst, gelbes und grünes Gemüse wie Kürbis, verschiedene Kohlsorten – zum Beispiel Pak Choi und Chinakohl –, Sojasprossen, Süßkartoffeln und die wulstige Bittergurke »Goya«, die so etwas wie ein Nationalgemüse ist. Entfettete Hühnersuppe, Tofu, Hülsenfrüchte, Nüsse und Algen stehen oft auf dem Speiseplan. In kleineren Mengen gibt es Nudeln, Reis, Fisch und Meeresfrüchte. Auch Fleisch – zum Beispiel Schweinefleisch, das durch langes Kochen entfettet wird – kommt in die Schalen, aber im Verhältnis zu dem hohen Gemüse- und Obstanteil fällt es kaum ins Gewicht. Und Milchprodukte, Brot und Zucker spielen so gut wie gar keine Rolle. Die wichtigsten Fettquellen der Okinawer sind Seefisch und Rapsöl, die beide reich an wertvollen Omega-3-Fettsäuren sind. Wissenschaftler der Ohio State University haben festgestellt, dass sich Telomere umso weniger verkürzten, je mehr von diesen kostbaren Fettsäuren in den Blutkörperchen waren.

Während wir großzügig Salz über unser Essen streuen, würzen die Okinawer löffelweise mit Pilzen, Knoblauch, Kräutern, Chilis, Kurkuma, Ingwer, Pfeffer oder Sojasoße (die zwar auch Salz enthält, aber verschwindend wenig). Die Top-Ernährung der Okinawer ist also ein wesentlicher Grund dafür, warum verkalkte Gefäße, Bluthochdruck, Übergewicht und Fettleibigkeit unter der Bevölkerung so gut wie nicht vorkommen. Zumindest nicht bei den Japanern, die noch den alten Ernährungstraditionen folgen. Bei den anderen beginnt sich das zu ändern. Denn der Fast-Food-Trend mit minderwertigen Lebensmitteln macht auch vor Okinawa nicht Halt.

? Was machen Vitamine eigentlich?

Vitamine brauchen wir täglich, sie schützen uns vor Krankheiten und sorgen dafür, dass wir uns körperlich und geistig wohlfühlen. Insgesamt gibt es dreizehn Vitamine, die sich in zwei Gruppen einteilen lassen: in die fettlöslichen und die wasserlöslichen. Zu den fettlöslichen zählen die Vitamine A, D, E und K. Damit unser Organismus sie gut aufnehmen kann, sollten wir sie daher immer mit ein wenig Fett verbinden, also zum Beispiel den Karottensaft mit einem Teelöffel Öl anreichern. Die Vitamine A, B, C, D und E sind für das Jungbleiben besonders wichtig, weil sie die Abnutzung der Telomere verhindern und wir dadurch auch in fortgeschrittenem Alter jünger aussehen und fit bleiben. Da unser Körper die meisten Vitamine nicht selbst herstellen kann, müssen wir dafür sorgen, dass wir sie mit unserer Nahrung aufnehmen. Fettlösliche Vitamine kann unser Körper länger speichern als wasserlösliche wie beispielsweise Vitamin C. Für den täglichen Nachschub an den Jungbleib-Vitaminen können wir durch viel Obst, Pilze, grünes Blattgemüse und alle anderen Gemüsesorten, Nüsse, Eier, Vollkorngetreide, Hülsenfrüchte und Fisch sorgen. Vitamin D kommt in fetten Fischsorten wie Aal und Lachs vor und wird auch gebildet, wenn Sonnenstrahlen auf die Haut treffen.

Noch viele Geheimnisse

Neben der mediterranen Ernährung finden sich überall auf der Welt Beispiele, die Schule machen sollten: Die traditionelle brasilianische und mexikanische Küche gehören ebenso dazu wie die indische und natürlich auch die chinesische. So unterschiedlich deren Gerichte sind – ihre Gemeinsamkeit ist, dass sie alle pflanzenbasiert sind und auf industriell verarbeitete Nahrungsmittel wie Fertiggerichte und Softdrinks mit viel Chemie und Zucker verzichten. Was in den Topf, auf den Teller und schließlich in den Magen kommt, ist »echtes« Essen, reich an Antioxidantien, Vitaminen und Polyphenolen. Dadurch wird im Körper ein biochemisches Umfeld erzeugt, bei dem sich die Telomere pudelwohl fühlen. Wissenschaftler suchen aber nach weiteren pflanzlichen Substanzen, die zu einer Verlängerung der Telomere beitragen können. Denn wahrscheinlich ist es ein hochkomplexes Zusammenspiel zwischen den vielen, teilweise noch unentdeckten Pflanzenstoffen und deren Wirkung auf unseren Organismus, das uns letztendlich jünger macht.

!

Es gibt auch gutes Fast Food

Bei Fast Food denkt man immer gleich an Burger, Milchshakes und Pommes frites, an fettes Essen mit vielen Kalorien, wenig Nährstoffen und schlechtem Fett. Aber es gibt es auch gutes Fast Food! Denken Sie nur an Falafel, die leckeren Kichererbsenbällchen. Mit Hummus und Salat sind sie ein perfektes Jungmacher-Essen. Auch die Gemüsebox beim Asiaten – möglichst ohne Glutamat –, vietnamesische Frühlingsrollen mit Reispapier und Gemüse, Sushi oder der vegetarische Döner zählen zu den »Guten« vom Fast-Food-Tresen.

»Echtes« Essen hält uns jung

Mit der richtigen Ernährung können wir also nicht nur das Risiko für Krankheiten verringern – wir können sogar das Altern unserer Zellen verlangsamen und sie biologisch verjüngen. Damit das passiert, reicht es aber nicht, nur ab und an, quasi als »Alibi«, Jungmacher zu essen – die Gesamtqualität unseres Essens muss stimmen. Jungmacher müssen den Löwenanteil unserer Ernährung ausmachen, weil unser Essen nur so seine optimale Schutzwirkung für unsere Zellen entfalten kann.

»Eure Nahrung soll eure Medizin und euer Heilmittel sein«, hat schon der griechische Arzt Hippokrates vor 2400 Jahren gefordert. Und dachte dabei garantiert nicht an Pommes, Chips, Gummibärchen und Softdrinks. Der alte Grieche hätte sich wahrscheinlich verwundert die Augen gerieben, wenn er gehört hätte, was alles aus Kartoffeln oder Zucker mit Rindergelatine und den Wundermitteln der Chemie einmal fabriziert werden wird … Nein, Hippokrates meinte echte, natürliche, nicht industriell verarbeitete Lebensmittel, weil er auch ohne moderne Analyseverfahren wusste, welch enorm heilende, jung und gesund erhaltende Kraft in ihnen steckt.

Ernährungswissenschaftler empfehlen daher einen täglichen Mix aus Obst und Gemüse, quer durch den Garten, saisonal und regional. Je bunter und vielfältiger wir essen, umso gesünder, fitter und jünger sind unsere Zellen. Ideal, wenn wir unsere Mahlzeiten möglichst frisch und schonend zubereiten, damit all die kostbaren Jungmacher-Stoffe erhalten bleiben. Vollkornprodukte, Hülsenfrüchte, Nüsse und überwiegend pflanzliches Eiweiß sollten auch immer dabei sein. Gute Fette wie Omega-3-Fettsäuren, die reichlich in Fisch, Oliven-, Hanf- und Leinöl vorkommen, gehören ebenfalls täglich auf den Tisch. Mit Salz und Zucker dagegen sollten wir sparsam umgehen, rotes Fleisch maximal ein- bis zweimal pro Woche essen und stark verarbeitete Lebensmittel wie Wurst, Würstchen und Fertiggerichte am besten ganz vermeiden.

Eine solch pflanzenbasierte und vollwertige Ernährung mit ihren vielen Antioxidantien, Vitaminen – insbesondere A, C, D und E – und entzündungshemmenden Substanzen ist eines der mächtigsten Werkzeuge überhaupt, um länger jung und gesund zu bleiben. Und wir haben jeden Tag viele Gelegenheiten, es zu nutzen.

Die 80:20-Regel

»Heißt das etwa, ich soll auf meine Currywurst verzichten?«, fragen Sie sich jetzt vielleicht gerade alarmiert. »Und auf alles, was ich so gerne esse? Das kann ich nicht!«

Vollstes Verständnis, Ihre Reaktion ist absolut nachvollziehbar – auch für die Wissenschaftlerin Elizabeth Blackburn, die für ihre Entdeckung, dass Chromosomen durch Telomere und das Enzym Telomerase geschützt werden, 2009 den Nobelpreis erhalten hat. Denn so wichtig es für das Jungbleiben ist, dass wir uns dauerhaft gesund ernähren: Sie findet, dass man ab und an ruhig auch mal fünf gerade sein lassen und sein Lieblingsjunkfood essen darf. Aber nicht heimlich und mit schlechtem Gewissen, sondern mit Genuss! Zu einer jungen Ausstrahlung gehört eben immer auch die innere Ausgeglichenheit und Zufriedenheit. Was nützt es uns, wenn wir unzufrieden, vielleicht sogar unglücklich sind, weil wir uns zwanghaft an bestimmte Ernährungsrichtlinien halten? Das macht nur unnötigen Stress, und auch der lässt uns schneller altern.

Nein, genießen wir unser Eis, unsere Schokolade, Chips und Erdnüsse beim gemütlichen Fernsehabend und die beste Currywurst der Stadt. Nur eben nicht täglich. Die 80:20-Regel kann helfen, das richtige Maß zu finden: Zu achtzig Prozent kommen »Jungmacher« auf den Tisch, zu zwanzig Prozent die »Alters-Turbos«, auf die wir gerade Appetit haben. War das Verhältnis bei Ihnen bisher genau andersherum, dann versuchen Sie, die Anteile der Jungmacher in Ihrem Essen allmählich zu erhöhen.

Trinken Sie mehr Wasser!

Dieser Tipp wird Sie nicht überraschen, er ist alles andere als neu. Doch gehört er unbedingt hierher. Trinken Sie täglich mindestens 1,5 bis zwei Liter reines Wasser! Da der tägliche Wasserbedarf vom individuellen Lebensstil, dem Alter und der Körpergröße abhängt, ist unter Umständen vielleicht sogar noch eine größere Menge sinnvoll. Das können Sie über Ihren Arzt oder anhand von Tabellen im Internet leicht herausfinden.

Wasser ist für unsere körperliche sowie geistige Gesundheit unentbehrlich. Unsere Körperzellen, die zu über fünfundsechzig Prozent aus Wasser bestehen, benötigen ausreichend Flüssigkeit, um sich zu erneuern und ihre Funktionen korrekt ausüben zu können. Wenn Sie nur zehn Prozent an Wasser verlieren, altern sie schon rapide.

Für unsere Haut ist ausreichend Wasser besonders wichtig, nirgends wird der Alterungsprozess so schnell sichtbar wie an ihr. Trockene Haut weist auf zu wenig Wasser im Körper hin, wird schneller faltig und ist anfällig für Entzündungen.

Meistens vergessen wir es, ausreichend Wasser zu trinken. Dabei ist es gar nicht so schwer, sich dies anzugewöhnen. Stellen Sie sich einfach überall dort, wo Sie sich länger aufhalten, eine Wasserkaraffe oder eine Wasserflasche hin. Und trinken Sie gleich nach dem Aufstehen ein bis zwei Gläser Wasser. Sie können sich auch eine Trink-App aufs Handy laden, die Sie ans Trinken erinnert. Und Sie können es sich zur Regel machen, vor jedem Essen ein Glas Wasser zu trinken. Was den zusätzlichen Effekt hat, dass der Magen schon ein wenig gefüllt ist und man weniger Hunger hat.

Machen Sie sich nicht verrückt

Puh, das war jetzt eine ganze Menge. Haben Sie beim Lesen festgestellt, dass es bei Ihrer Ernährung so einige Baustellen gibt? Dann machen Sie sich nicht verrückt. Wie wir uns ernähren, hat viel mit liebgewonnenen Gewohnheiten und Ritualen zu tun. Wenn wir die plötzlich aufgeben oder uns strikt verbieten, finden wir uns umso schneller bei Keksen, Eis, Currywurst und Pom-Döner wieder. Sie kennen das: Alles, was verboten ist, wird umso attraktiver. Und gerade beim Essen entwickelt man einen richtigen Heißhunger darauf und statt einem Keks ist dann schnell die ganze Packung weg. Also nicht gleich an allen Schrauben gleichzeitig drehen. Man weiß inzwischen, dass selbst kleine Veränderungen schon eine Menge bewirken. Zum Beispiel, wenn Sie auf den Zuckergehalt in Ihrer Ernährung achten, also Lebensmittel und Getränke zu sich nehmen, die weniger Zucker enthalten oder ganz ohne auskommen. Das klingt zwar unspektakulär, langfristig aber werden Sie die Wirkung an Ihrer Fitness, Ihrem Aussehen und Ihrem Gewicht merken.

Weniger essen – die Königsdisziplin des Jungbleibens

Essen ist schön, ein Erlebnis, Entspannung … Dass wir häufig mehr essen, als wir brauchen, liegt neben den täglichen Verführungen unseres Schlaraffenlands auch daran, dass wir oft keine Lust haben, mit dem Essen aufzuhören. Wenn es gut schmeckt, holen wir uns einen, am besten gleich zwei Nachschläge. Gleichzeitig liegt es auch an unserer Kultur. Vielleicht wurden Sie ja noch so erzogen, dass aufgegessen wurde, was auf dem Teller lag. Bei vielen Menschen sitzt dies so tief, dass sie sich auch als Erwachsene noch daran halten, selbst wenn sie längst satt sind und niemand mehr überprüft, ob sie die Vorgaben erfüllen.

Wenn Sie dies von sich kennen, werden Sie sich über die Essgewohnheiten der alten Okinawer wahrscheinlich wundern. Abgesehen davon, dass statt großer Teller immer kleine Schüsseln vor ihnen stehen, legen Okinawer ihre Stäbchen relativ früh zur Seite. Und das tun sie nicht etwa, weil es ihnen nicht schmeckt – im Gegenteil, sie lieben ihr köstliches Essen. Nein, sie tun es, weil sie seit Generationen einen Brauch pflegen, den Forscher inzwischen als einen der wesentlichen Faktoren für Langlebigkeit ansehen.

Hara Hachi Bu

Dieser Brauch heißt »Hara Hachi Bu« und bedeutet so viel wie *hör auf zu essen, wenn dein Magen zu achtzig Prozent gefüllt ist.* In unseren Breitengraden kennen wir ihn als FdH-Diät (»friss die Hälfte«), wobei diese Ernährungsweise bei uns nicht kulturell verankert ist wie bei den Okinawern. Damit vermeiden sie, dass sich ihr Magen bei Mahlzeiten überdehnt, langsam, aber sicher größer wird und das Sättigungsgefühl entsprechend später einsetzt. Was ja auch einer der wesentlichen

Gründe dafür ist, dass man zunimmt: Man isst einfach weiter, weil man sich noch nicht satt fühlt, es so gut schmeckt oder beides zutrifft. Okinawer, die sich traditionell ernähren, stopfen sich niemals voll. Aber nicht, um abzunehmen. Verzicht und Mäßigung gehören zu ihrer Tradition, es sind kulturelle Werte, von denen sich die »jungen« Alten auch beim Essen leiten lassen. Daher verwundert es nicht, dass sie keine Gewichtsprobleme kennen.

? Warum sind richtig alte Menschen selten übergewichtig?

Mittlerweile weiß man, dass Übergewicht ein Risiko für viele Krankheiten ist, die die Lebenszeit verkürzen können. Vor allem das Fett in unserer Körpermitte, das sogenannte »innere Bauchfett«, ist gefährlich, weil es besonders hormonaktiv ist und dadurch die Entstehung von Entzündungen fördert. Die schädigen die Immunzellen und treiben den Alterungsprozess voran, weil sich die Telomere rasant verkürzen. Übergewicht ist – neben erblicher Veranlagung und mangelnder körperlicher Aktivität – auch einer der Hauptrisikofaktoren für Typ-2-Diabetes. Wer weniger isst und dadurch abnimmt, verliert Bauchfett und verhindert zudem, dass sich Zellen vorzeitig und übermäßig abnutzen. Darüber hinaus reduziert ein gesundes Gewicht das Risiko für Bluthochdruck und Herzerkrankungen.

Der Generalschlüssel zum Jungbleiben

Bei Würmern, Hefepilzen, Affen und Mäusen haben Wissenschaftler in zahlreichen Untersuchungen nachgewiesen, dass sie mit weniger Nahrung länger lebten und ein geringeres Risiko hatten zu erkranken. Tatsächlich ist die kalorienreduzierte Ernährung derzeit die am besten erforschte Methode, das Altern aufzuhalten. Wohlgemerkt eine kalorienreduzierte – keine Mangelernährung, wie sie in manchen Diäten vorkommt. Sobald nämlich wichtige Nährstoffe fehlen, wird auf Dauer die Gesundheit gefährdet, weil physiologische Prozesse im Körper nicht richtig ablaufen können. Die kalorienreduzierte Ernährung hingegen enthält alle diese Stoffe, nur eben auf weniger Essen verteilt.

Nun werden Sie zu Recht einwenden, dass wir keine Hefepilze und auch keine Mäuse sind. Inwieweit wir Menschen durch eine dauerhaft kalorienreduzierte Ernährung unseren Alterungsprozess verlangsamen können – dazu war die wissenschaftliche Datenlage lange dünn und lückenhaft. Bis im Jahr 2018 die Physiologin Leanne Redman vom Pennington Biomedical Research Center an der Universität in Louisiana die Ergebnisse einer zweijährigen Studie veröffentlichte. Über fünfzig freiwillige normalgewichtige Teilnehmerinnen und Teilnehmer im Alter zwischen zwanzig und fünfzig Jahren hatte sie in zwei Gruppen eingeteilt. Eine Gruppe ernährte sich wie immer, die andere aß während der Studienphase im Schnitt fünfzehn Prozent weniger als gewohnt. Nach vierundzwanzig Monaten hatten diejenigen, die sich beim Essen nicht eingeschränkt hatten, durchschnittlich fast zwei Kilo mehr auf den Rippen. Bei den anderen zeigte die Waage im Schnitt neun Kilo weniger. Außerdem war bei ihnen der Stoffwechsel langsamer geworden und ihre Zellen zeigten weniger Schäden durch freie Sauerstoffradikale – beides Anzeichen für einen ausgebremsten Alterungsprozess. Das Forscherteam um Redmann schloss daraus, dass eine Nahrungsbeschränkung auch die biologische Uhr bei uns Menschen langsamer ticken lässt. Und wir, wollen wir länger leben, tatsächlich von weniger Essen genauso profitieren wie Würmer, Hefepilze, Affen und Mäuse.

Neues Timing beim Essen

Weniger essen? Aber wie soll das gehen, wenn uns Döner, Pizza, Erdnüsse und Gummibärchen rund um die Uhr anflirten? Und die Angst unserer Vorfahren vorm Verhungern noch immer in unseren Genen steckt und uns zugreifen lässt? Einen Umweg um Eiscafé, Knabbersachen und Süßkram im Supermarkt machen? Augen zu und schnell an der Schokoriegel-Schale im Büro vorbei?

Wir können nicht nur die Augen verschließen, sondern auch unseren Mund. Zumindest für eine gewisse Zeit. So wird es nämlich beim Intervallfasten gemacht, einer mittlerweile sehr populären und alltagstauglichen Ernährungsweise. Im Vergleich zum echten Fasten, bei dem man mehrere Tage oder gar Wochen auf bestimmte Speisen, Getränke oder Genussmittel verzichtet, kann man beim Intervallfasten im Grund alles essen, was man möchte. Man futtert nur eben nicht mehr über den ganzen Tag verteilt und genehmigt sich auch abends keine große Portion mehr – stattdessen nimmt man seine Mahlzeiten innerhalb weniger Stunden zu sich. Die Zeitabstände, die »Intervalle« zwischen dem Essen, in denen nicht gegessen wird, sind dabei besonders wichtig. Denn in dieser Esspause kann der Körper die Nahrung ideal verarbeiten und gründlich aufräumen, indem er überflüssige, teils auch beschädigte Zellbestandteile ausrangiert oder verwertet. Außerdem wird die Fettverbrennung angekurbelt und man erlebt den Rhythmus zwischen Sattsein und Wieder-hungrig-Werden bewusster.

So zu essen ist für uns eigentlich nichts Neues. Denken wir nur an unsere Vorfahren, die als Jäger und Sammler lebten und tagelang ohne Essen auskommen mussten. Wenn wir das heute hören, würden wir ihnen im Nachhinein wahrscheinlich gern eine Dauerwurst schenken. Doch die Fastentage schadeten dem Organismus unserer Steinzeitahnen keineswegs, im Gegenteil, sie nutzen ihm sogar. Er konnte sich dadurch optimal regenerieren und erhöhte so ihre Widerstandskraft.

Intervallfasten wird immer beliebter, weil es den meisten Menschen leichterfällt, ab und an mal gar nichts zu essen, als sich wie bei einer klassischen Diät ständig zurückzunehmen. Und weil es so herrlich unkompliziert ist. Man muss nur seine Esszeiten neu festlegen.

!

Wie Intervallfasten funktioniert

Beim Intervallfasten wechselt man zwischen Zeiten des Essens und Zeiten des kompletten Nichtessens ab. Innerhalb der Esszeiten kann man zu sich nehmen, was einem schmeckt. Natürlich

sollte es möglichst gesund und vielseitig sein und sich mengenmäßig im Rahmen von normalen Portionen bewegen.
Es gibt drei Varianten. Wer Intervallfasten dauerhaft durchführen möchte, entscheidet sich am besten für diejenige, die sich leicht in den eigenen Alltag integrieren lässt. Morgenmuffel können zum Beispiel meist gut auf ihr Frühstück verzichten, Frühaufsteher dagegen aufs Abendbrot. Für manche wiederum ist es einfacher, sich nur an zwei Tagen pro Woche zu disziplinieren statt jeden Tag. Die Entscheidung für die eine oder andere Variante hängt oft auch davon ab, welche Essgewohnheiten in Familie und Freundeskreis üblich sind.

- *Esspausen:*
Tagsüber, z. B. zwischen 8.00 und 16.00 Uhr, isst man zwei oder drei Mahlzeiten und dann bis zum nächsten Morgen nichts mehr (Methode 16:8). Die Zeiten für das Essen kann man natürlich auch verschieben, wichtig ist, dass nur im Zeitraum von 8 Stunden gegessen wird. Wer will, kann das Intervall, in dem nichts gegessen wird, auch verkürzen (14:10) oder verlängern (18:6 oder 20:4).
- *Wöchentliche Fastentage:*
An fünf von sieben Tagen isst man, worauf man Lust hat – an den zwei anderen Tagen wird mit maximal 500 Kalorien pro Tag gefastet (Methode 5:2). Dafür sollte man die beiden Wochentage wählen, an denen man den wenigsten Stress und auch die Möglichkeit hat, sich zurückzuziehen.
- *Nur jeden zweiten Tag essen:*
Beim »alternierenden Fasten« (Methode 1:1) isst man jeden zweiten Tag nichts oder nimmt nur sehr wenige Kalorien zu sich. Den Tag darauf isst man wieder wie üblich.

Bereits wenige Wochen nach Beginn des Intervallfastens treten die ersten spürbaren Veränderungen ein: Man hat mehr Energie, fühlt sich wohler und das Gewicht sinkt. Intervallfasten funktioniert aber nur, wenn die Esspausen auch wirklich eingehalten werden. Isst man zwischendurch – und sei es nur einen klitzekleinen Schokokeks –, kann der Körper nicht in den »Aufräummodus« umschalten.

Essen und Gefühle

Esspausen einzuhalten kann allerdings ganz schön schwierig sein – letztlich hat Essen auch immer etwas mit unseren Gefühlen zu tun. Wir essen eben nicht nur, weil wir hungrig sind, sondern auch aus Langeweile, Freude, Frust, Angst oder Wut. Die Gefühle halten sich nicht an das Essintervall, sie kommen und gehen, wie es ihnen gefällt. Daher ist es gut, den eigenen Essmustern auf die Schliche zu kommen und Alternativen zum Essen zu haben.

Welcher Esstyp sind Sie?

▷ »Ich esse aus Freude und zur Belohnung.«
»Ich habe heute extrem viel geschafft, das feiere ich zur Belohnung mit einem richtig großen, leckeren Essen.«

Ihre Alternativen: Teilen Sie Ihre Freude mit anderen, verabreden Sie sich zu einem Kinobesuch, gehen Sie bummeln oder gönnen Sie sich eine tolle Massage.

▷ »Ich esse aus Frust.«
»Was für ein blöder Tag. Heute hat gar nichts geklappt. Und dann auch noch dieser Streit mit den Nachbarn. Ich brauche jetzt eine Schutzhülle, will mich am liebsten verkriechen. Am besten mit Decke, Schokolade und Fernbedienung aufs Sofa. Und danach noch Chips.«

Ihre Alternativen: Wärmen Sie Ihre Seele, gönnen Sie sich ein warmes Bad, gehen Sie in die Sauna oder kuscheln Sie sich mit Wärmflasche und gutem Buch ins Bett.

▷ »Ich esse aus Wut.«
»So ein Ärger mit der Chefin! Ich bin total sauer! Ich muss jetzt erst mal etwas essen, um mich zu beruhigen.«

Ihre Alternativen: Sie sind nicht ferngesteuert. Sie können entscheiden, wie Sie mit Ihrer Wut umgehen wollen. Am besten ist es, Sie lassen sie raus. Bei einer intensiven Sporteinheit, schnellem Laufen oder Gehen. Oder Sie halten sich ein Kissen vor das Gesicht und schreien Ihren Ärger mal so richtig in die Wattefüllung.

▷ »Ich esse aus Angst.«

»Morgen muss ich die Rede halten. Mir schlottern jetzt schon die Knie. Ich muss zur Beruhigung erst einmal etwas Süßes und Fettiges essen.«

Ihre Alternativen: Ändern Sie Ihre Perspektive auf die Situation. Welcher Nutzen steckt für Sie darin? Was gewinnen Sie durch diese Herausforderung? Versuchen Sie auch, sich durch Atemmeditation zu beruhigen (Kapitel 3, Seite 124).

Wie Sie bewusster essen

Beobachten Sie sich einmal einen Tag bei Ihren Mahlzeiten. Bewusst zu essen macht nicht nur zufriedener, es hilft auch dabei, weniger zu essen, weil man seine Stimmung und auch das Hunger- und Sättigungsgefühl besser wahrnimmt. Notieren Sie in Ihrem Notizbuch oder Ihrer Datei bitte Ihre Beobachtungen zu folgenden Fragen:

- Wann esse ich?
- Esse ich, weil ich hungrig bin? Oder traurig, wütend, ängstlich? Oder weil mir langweilig ist? Oder weil ich mich belohnen will?
- Wie esse ich? Gehetzt? Oder langsam und mit Ruhe?
- Wie fühle ich mich während des Essens? Wie danach?
- Nehme ich den Wechsel zwischen satt sein und hungrig werden wahr? Spüre ich, wenn ich satt werde? Schaffe ich dann, das Besteck zur Seite zu legen? Oder esse ich aus Lust weiter?

Gefällt Ihnen die Übung? Dann machen Sie sie einfach öfter.

Jung bleiben heißt: Essen auswählen und genießen

»Fertiggerichte machen uns dick« titelten Medien im Sommer 2019, als eine neue amerikanische Studie veröffentlicht wurde. Die Forscher wiesen darin nach, dass Teilnehmer, die während der Studiendauer industriell stark verarbeitete Lebensmittel und viel minderwertiges Fast Food gegessen hatten, zugenommen hatten. Die Vergleichsgruppe dagegen, die Essen aus frisch zubereiteten Zutaten gegessen hatte, hatte in dem gleichen Maße abgenommen. Das Fazit: Fertiggerichte bringen uns dazu, mehr zu essen und dicker zu werden. Zu dieser Erkenntnis war 2004 auch schon der Amerikaner Morgan Spurlock mit seinem spektakulären Dokumentarfilm ›Super Size Me‹ gekommen. Vier Wochen lang hatte er eine »McDonald's-Diät« gemacht und sich ausschließlich von Burgern, Pommes und Milkshakes ernährt. Danach wog Morgan Spurlock über zwölf Kilo mehr und hatte katastrophale Blut- und Leberwerte.

Wir sind, was wir (nicht) essen

Die »jungen« Alten von Okinawa, die umfangreichen Untersuchungen über gesunde und jungmachende Ernährung, die »Fertiggerichte-machen-dick«-Studie, Morgan Spurlock und die zahlreichen YouTuber und Blogger, die im Internet über ihre Selbstversuche von Zucker- oder Weißmehlabstinenz berichten – sie alle bestätigen, was wir als Fazit aus diesem Kapitel ziehen können: Wir sind, was wir essen. Und wir sind vor allem, was wir nicht essen.

Niemand zwingt uns unser Essen auf, auch die Nahrungsmittelindustrie nicht. Es ist allein unsere Entscheidung, was wir in unseren Einkaufswagen legen, auf unsere Teller tun und in unsere Gläser füllen. Wollen wir uns möglichst lange jung und gesund fühlen, stehen wir vor der Herausforderung, uns nicht wahllos Tag für Tag durch die Schlaraffenland-Verführungen zu schlemmen, sondern uns für gutes, echtes Essen zu entscheiden. Und auch wieder selbst zu kochen. Wenn wir das hinkriegen, tun wir schon gewaltig viel für unsere Gesundheit und damit auch für unser jugendliches Aussehen.

Ob wir dann auch – wie die Okinawer mit Hara Hachi Bu – unsere Portionen reduzieren oder lange Esspausen à la Intervallfasten machen, muss jede(r) von uns für sich selbst entscheiden. Sich immer zu disziplinieren oder nur zu bestimmten Zeiten zu essen muss man wirklich wollen, das ist nicht jedermanns Sache. »Alles, was Spaß macht, ist nicht gesund. Und was gesund ist, macht keinen Spaß«, fällt einem da unweigerlich ein. Doch auch wenn zu viel, zu süß und zu salzig für den Moment das pure Glück ist – wenn unsere Ernährung überwiegend aus solchen Essmomenten besteht, bleibt die Rechnung nicht aus. Und wie schon gesagt: Letztlich geht es nicht darum, wie alt wir werden, sondern wie wir alt werden. Möglichst lange gesund und mit viel Lebensqualität? Oder krank, weil wir bereits in mittlerem Alter oder sogar schon als junger Mensch Diabetes, Arteriosklerose oder Herz-Kreislauf-Erkrankungen haben? Je früher Krankheiten auftreten, umso länger ist das Leiden daran und umso geringer ist unsere Lebensqualität. Und im Alter nur noch dahinvegetieren – das wollen wir doch nicht wirklich.

Ja, stimmt, es ist vor allem zu Beginn anstrengend, nicht mehr ungehemmt bei all den süßen und salzigen Verlockungen um uns herum zuzugreifen. Doch auch wenn die Angst unserer Vorfahren vorm Verhungern noch immer in unserem Reptilienhirn, dem ältesten Teil unseres Gehirns, steckt – an Hunger werden wir garantiert nicht sterben. Und ganz ohne Einsatz ist die lange Jugend leider nicht zu haben.

Genießen Sie!

Zwischen Essen nach Lust und Laune und strenger Askese gibt es aber zum Glück einen wunderbaren Mittelweg: den Genuss, der in keiner Weise im Widerspruch zum Jungmacher-Essen steht. Viel wichtiger nämlich als ständiger Verzicht und sklavenhaftes Einhalten von Regeln ist, die eigene Ernährung und Lebensweise bewusster anzugehen. Das können wir, indem wir uns Zeit für die Mahlzeiten nehmen und überwiegend echte, gesunde Nahrungsmittel aus dem märchenhaften Angebot unseres Schlaraffenlands auswählen. Zum bewussten Essen gehört übrigens auch, ein- oder zweimal pro Woche das Lieblingsjunkfood zu genießen – mag es die fettige Pizza, der vor Soße triefende Döner oder die unwiderstehlich sahnige Eiscreme sein. Und dieses Essen dann als echte Glücksinsel im Alltag mit allen Sinnen wahrzunehmen, es zu riechen, zu schmecken, anzusehen, es als etwas ganz Besonderes zu betrachten. Eben weil es nicht täglich zu haben ist. So zu essen schadet uns nicht, im Gegenteil, es macht uns absolut zufrieden und glücklich. Wir müssen uns nichts versagen, können alle Köstlichkeiten der Welt genießen und sorgen trotzdem dafür, jung, fit und gesund zu bleiben.

Wie Sie Ihr Essen (wieder) mehr genießen

- *Entspannen Sie*

Wählen Sie Ihr Essen schon beim Einkaufen bewusst aus, bereiten Sie es in Ruhe zu und nehmen Sie sich Zeit, den Tisch schön zu decken – auch wenn Sie alleine essen.

- *Essen Sie in Ruhe und ohne Ablenkung*

Das Sättigungsgefühl setzt erst allmählich ein. Wenn Sie langsam und ohne Ablenkung durch PC oder Fernseher essen, spüren Sie es eher und essen weniger.

- *Kauen Sie gut*

Kauen intensiviert Ihr Geschmackserlebnis, Sie verlängern die Zeit des Essens und wenn nach zwanzig Minuten Ihr Sättigungsgefühl einsetzt, haben Sie in dieser Zeit viel weniger gegessen als sonst. Außerdem schließt erst intensives Kauen die Nahrung so weit auf, dass der Körper sie gut verdauen und die kostbaren Nährstoffe entsprechend verwerten kann.

- *Genießen Sie Ihre Lieblingsspeisen*

Ihre Lieblingsspeisen können Sie besonders gut mit allen Sinnen genießen. Wie sehen sie aus, wie riechen und schmecken sie?
Probieren Sie auch einmal stückchenweise drei verschiedene Schokoladen, Eissorten oder was Sie besonders mögen und finden Sie heraus, was Ihnen tatsächlich am besten schmeckt.

- *Kochen Sie selbst*

Kochen macht Spaß und fördert Ihre Genussfähigkeit. Sie schätzen das Essen und die verwendeten Lebensmittel wieder mehr.

- *Genießen Sie gemeinsam*

Essen Sie öfter zusammen mit Menschen, mit denen Sie sich so richtig wohlfühlen.

»Vergnügen ist das Einzige, wofür man leben sollte. Nichts macht so alt wie das Glück«, hat Oscar Wilde einmal gesagt. Seine Erkenntnis beruhte noch auf subjektiver Wahrnehmung – heute lässt sie sich wissenschaftlich belegen. Denn obwohl Rauchen das Risiko für einen früheren Tod nachweislich erhöht, gehen Forscher inzwischen davon aus, dass auch der Faktor Genuss eine wichtige Rolle spielt. Denken wir nur an die Französin Jeanne Louise Calment, die so gern ihr Gläschen Portwein trank und erst mit 119 Jahren mit dem Rauchen aufhörte. Wer ab und zu (!) in nettem Kreis sein Gläschen Wein genießt, schützt aufgrund der Entspannung seine Herz- und Blutgefäße.

Genießen und hin und wieder über die Stränge schlagen gehören also unbedingt auch zum Jungbleiben. Letztlich geht es darum, dass wir einen dauerhaften Ernährungsstil finden, mit dem wir uns wohlfühlen, bei dem wir weiterhin Freude am Essen haben und der unsere Gesundheit, Vitalität und Jugendlichkeit erhält.

»Was möchte ich bei meiner Ernährung verändern?«

Dass eine hinsichtlich Menge und Qualität ausgewogene Ernährung der Königsweg zu langem Jungbleiben ist, wissen wir jetzt. Doch solange wir dieses Wissen nicht umsetzen, nützt es uns nichts. Wenn Sie an Ihrer Ernährung im Moment nichts ändern möchten, überschlagen Sie dieses Coaching und lesen Sie einfach im nächsten Kapitel weiter. Wenn Sie sie aber umstellen möchten, dann helfen Ihnen die folgenden Fragen dabei, Ihre Esskomfortzone zu verlassen und sich Mahlzeit für Mahlzeit jünger zu essen.

Was will ich bei meinem Essen verändern? Will ich täglich mehr Gemüse und mehr Obst essen und weniger Fleisch und Wurst? Oder sind es die Süßigkeiten, bei denen ich anfange? Oder reduziere ich meinen Alkoholkonsum? Vielleicht will ich aber auch nicht mehr den ganzen Tag ständig zwischendurch essen, sondern längere Esspausen einlegen? Was möchte ich verändern?

Falls ich nicht selbst koche oder mir mein Essen selbst zubereite – kann ich mir vorstellen, es in Zukunft öfter zu tun? Wenn ja, wie oft? Und wie kann ich Kochen in meinen Alltag integrieren?

Wie sieht es aus, wenn ich meine Lieblingssüßigkeit oder mein Lieblingsjunkfood in eine gesündere Ernährung einbaue? Esse ich es dann nur noch alle paar Tage, einmal pro Woche oder noch seltener?

Trinke ich genug Wasser, damit meine Zellen ihren Job gut machen können? Falls nicht, was kann ich tun, damit ich auf die notwendige Menge komme? Mir eine Wasser-Karaffe hinstellen? Eine Trink-App aufs Handy laden? Mir stündlich eine Erinnerung schicken lassen?

Genieße ich mein Essen? Falls ich es immer eilig habe und dazu neige, es hinunterzuschlingen – wie kann ich das ändern? Mir mehr Ruhe beim Essen gönnen und dafür Pausen nehmen? Mich zum Essen an einen schön gedeckten Tisch setzen? Nicht mehr unterwegs oder am Schreibtisch essen?

»Ich bleib dann mal jünger«-Coaching

Sich jünger zu essen ist vor allem eine Frage der Gewohnheit. Und wie schon gesagt: Sie sollen nicht gleich Ihr ganzes Leben umkrempeln, es reicht, wenn Sie am ersten Schräubchen drehen. Wenn Sie möchten, können Sie dann Monat für Monat eine neue Gewohnheit einführen. Schauen Sie sich Ihre Antworten aus dem vorangegangenen Coaching nochmals an. Was möchten Sie als Erstes zu einer neuen Gewohnheit oder einem Ritual beim Essen werden lassen?

Diese Gewohnheit / dieses Ritual möchte ich beim Essen gerne entwickeln:

Erreichen möchte ich damit, dass …

Die neue Gewohnheit zu entwickeln gelingt mir, indem ich …

Damit beginnen werde ich am

»Wie läuft's?«-Check

Überprüfen Sie hier nach zwei oder auch mehr Wochen, ob Sie schon ein wenig an Ihren »Ernährungsschrauben« gedreht haben und wie es Ihnen damit geht.

Was habe ich bezüglich meiner Ernährungsgewohnheiten tatsächlich verändert?

Wie geht's mir damit?

Welche sichtbaren und spürbaren Veränderungen erlebe ich?

Wenn ich noch mehr an meinen »Ernährungsschrauben« drehen möchte – was tue ich dann?

Big 2

Bewegung: Jungbrunnen für Körper und Geist

Du bewegst dich nicht weniger, weil du alt wirst, sondern du wirst alt, weil du dich nicht bewegst!
UNBEKANNT

Vom Klettermaxe zum Dauerläufer – Bewegung ist unser Lebensmotor

Hätte es vor 2,5 Millionen Jahren Fernsehen, Radio und Internet gegeben – die Medien wären wie auch heute voll mit Berichten über die Folgen eines dramatischen Klimawandels gewesen. Zu dieser frühen Zeit unserer Erdgeschichte wurde es im tropischen Afrika nämlich immer trockener, die Bäume litten schwer, starben schließlich ab und es entstand eine riesige Busch- und Grassavanne. Bis dahin hatten sich unsere Vorfahren noch überwiegend von Pflanzen und Früchten ernährt, sie waren körperlich perfekt für das Klettern auf Bäume ausgestattet. Jetzt aber, wo sie dort nichts mehr zu essen fanden, mussten sie neue Nahrungsquellen ausfindig machen. Tagelang liefen sie auf der Suche nach Essbarem und auf der Flucht vor Feinden, denen sie nun nicht mehr so leicht entkommen konnten, durch die Steppe. Mit weitreichenden Folgen für ihren Körperbau: Durch die ständige Bewegung am Boden formten sich ihre Muskeln allmählich zu schlanken, robusten Distanzläufermuskeln und ihre üppige Körperbehaarung bildete sich zugunsten millionenfacher Schweißdrüsen in der Haut zurück. Nicht zuletzt aufgrund der neuen Fähigkeit, durch Schwitzen den erhitzten Körper abzukühlen, konnten die Urmenschen die Antilopen und Zebras so lange hetzen, bis diese erschöpft zusammenbrachen. So zu jagen war für sie die einzige Möglichkeit an Nahrung zu kommen – Werkzeuge wie Speere und Pfeile gab es damals noch nicht. Das permanente In-Bewegung-Sein führte dazu, dass das Gehirn stärker durchblutet wurde und sich auch der Stoffwechsel unserer Ahnen veränderte, mit der Folge, dass ihr Stirnhirn wuchs. Dieser Gehirnteil gilt als der menschlichste, weil wir von hier aus täglich unsere kleinen und großen Entscheidungen treffen, planen, urteilen und handeln.

Je mehr unsere Vorfahren liefen, desto dynamischer wuchs ihr Gehirn und desto schlauer wurden sie. Sie erfanden Werkzeuge, die sie mit steigender Geschicklichkeit herstellen und mit denen sie ihre Beute besser und kräfteschonender erlegen konnten. Die Zunahme des Gehirnvolumens bedeutete allerdings auch, dass weniger Energie für den Körper übrig blieb. Denn auch wenn das Gehirn nur zwei Prozent des gesamten Körpergewichts ausmachte – es verbrauchte rund zwanzig Prozent der Energie, die den Urmenschen zur Verfügung stand. Zum Klettern hätte die Muskelkraft nun nicht mehr gereicht, zum Laufen aber noch locker: Stattliche zehn bis fünfzehn Kilometer legten sie als Jäger und Sammler auf der Suche nach Nahrung täglich zurück – ohne sich dazu aufraffen oder den inneren Schweinehund überwinden zu müssen, Bewegung gehörte für sie zum täglichen Programm wie für uns das Zähneputzen. Wären unsere Vorfahren am Lagerfeuer oder in ihrer Höhle sitzen geblieben, wären sie verhungert oder hätten auf der Speisekarte von Säbelzahntigern, Hyänen und anderen großen Raubtieren gestanden. Und uns gäbe es heute nicht.

Bewegung steckt uns in den Genen

Dieser Blick in unsere Familiengeschichte zeigt, wie sehr Bewegung und Gehirnaktivität seit unserer Evolution zusammengehören. Inzwischen ist wissenschaftlich erwiesen, dass Bewegung und Sport uns dabei helfen, besser zu lernen, weil sich der Hippocampus, unser Gedächtnis- und Lernzentrum, durch Bewegung vergrößert. Evolutionsmediziner gehen inzwischen auch davon aus, dass wir unsere außergewöhnlichen geistigen und körperlichen Fähigkeiten vor allem deshalb besitzen, weil wir im Laufe unserer Entwicklung zu echten Ausdauersportlern wurden. Weite Strecken zu gehen oder zu laufen und uns körperlich zu betätigen – die Benutzung von Maschinen und die überwiegend sitzende Tätigkeit sind ja mit Blick auf unsere lange Menschheitsgeschichte etwas extrem Neues – steckt also tief verwurzelt in unseren Genen. Nur tun wir es leider viel zu wenig. Als Durchschnittsdeutsche bringen wir es gerade mal auf einen Kilometer pro Tag, einen Großteil des Tages sitzen wir. Eine für unsere Gesundheit katastrophale Entwicklung, die uns nicht nur krank macht, sondern auch viel schneller als nötig altern lässt – sofern wir nicht gegensteuern.

Unsere Zellen lechzen nach Bewegung

»Sitzen ist das neue Rauchen«, warnen Mediziner schon seit Langem. Tatsächlich erhöhen bereits zwei Stunden Sitzen das Risiko für Herz-Kreislauf-Erkrankungen, Diabetes, Krebs, Rücken- und Nackenschmerzen und andere orthopädische Probleme. Denn sobald wir sitzen, fließt das Blut langsamer, es staut sich teilweise sogar, zusätzlich sinkt der Sauerstoffgehalt, wodurch der Fett- und Blutzuckerstoffwechsel in den Zellen immer träger wird. All das wirkt sich auch auf die anderen Stoffwechselvorgänge in unserem Körper und unserem Gehirn aus. Wir merken es daran, dass unsere Muskeln erschlaffen und wir körperlich und geistig müde werden. Unsere Körperzellen aber lechzen nach Bewegung, wobei regelmäßige und moderate Sport- und Bewegungseinheiten über die Woche verteilt sinnvoller und gesünder sind, als sich ab und zu bei einer Tour de force abzukämpfen.

Evolutionsmediziner schütteln angesichts unserer Entwicklung vom jagenden Dauerläufer hin zum Couch-Potato, der lieber die Füße hochlegt, statt sie zu nutzen, traurig den Kopf. Sie sind davon überzeugt, dass wir noch genau wie unsere Vorfahren für viel Bewegung ausgelegt sind. Denn nur dann kann unser mittlerweile hochentwickeltes Körpersystem alle Botenstoffe produzieren, die wir körperlich und geistig zum Wohlfühlen und Gesundbleiben und eben auch zum längeren Jungsein brauchen.

»Bewegung und ich«

Können Sie mit dem Sprichwort »Sich regen bringt Segen« etwas anfangen? Oder sind Sie eher ein Bewegungsmuffel und vermeiden körperliche Anstrengungen, wann immer es geht? Wenn Sie die folgenden Fragen ehrlich beantworten, finden Sie heraus, welchen Stellenwert Bewegung für Sie hat.

Wie sieht mein tägliches Bewegungspensum aus? Laufe ich viel, fahre ich möglichst mit dem Rad und vermeide, sooft es geht, das Auto oder ein öffentliches Verkehrsmittel? Steige ich auch schon einmal eine Bus- oder U-Bahn-Station früher aus, um länger gehen zu können? Nehme ich die Treppen statt der Rolltreppe oder des Aufzugs? Oder mache ich gar nichts davon und nutze, selbst wenn ich laufen könnte, lieber das Auto oder den Bus?

___

___

___

Ist Sport ein wichtiger und regelmäßiger Teil meines Alltags und auch meiner Freizeit? Oder ist er so gar nicht mein Ding? Und wenn ich doch mal Sport mache, dann eher mit viel Überwindung und aus reiner Vernunft, weil ich weiß, dass ich etwas für meine Gesundheit tun muss?

___

___

___

Wie habe ich mich als Kind bewegt? Bin ich herumgeturnt, habe ich eine Sportart gelernt oder bin ich viel mit dem Rad unterwegs gewesen? Wie selbstverständlich war Bewegung als Teenager für mich?

___

___

___

Wenn ich keinen Sport mache und mich auch nicht gern bewege – welche Sport- oder Bewegungsart finde ich trotzdem sympathisch? Tanzen? Walken und Wandern? Schwimmen, Radfahren, Gymnastik oder Yoga? Oder etwas ganz anderes, z. B. Gartenarbeit?

___

___

___

Wenn ich mich heute weniger bewege als früher – woran liegt das? Habe ich zu wenig Zeit? Oder zu wenig Lust? Bin ich zu bequem geworden und mag mich nicht anstrengen? Oder vermeide ich Bewegung, weil ich mich in meinem Körper unwohl fühle? Vielleicht, weil ich einige Kilos zu viel mit mir herumschleppe oder weil ich eine körperliche Einschränkung habe und mir daher Bewegung schwerfällt?

Wenn ich mir mein Bewegungsverhalten und meine Bewegungsgeschichte so ansehe – gehöre ich eher zu denjenigen, für die Bewegung etwas Positives und ein wichtiger Teil des Lebens ist? Oder bewege ich mich zwar gern, finde regelmäßigen Sport aber zu anstrengend? Oder bin ich jemand, der mit Bewegung noch nie etwas anfangen konnte und absolut kein Bedürfnis hat, sich mehr als nötig zu bewegen?

Wenn Sie jede Gelegenheit zur körperlichen Aktivität nutzen und vielleicht sogar regelmäßig Sport machen, tun Sie schon enorm viel, um lange jung und fit zu bleiben. Wenn Sie dagegen eher zu den Menschen gehören, denen Spaß und Freude an Sport fremd sind, dann ist Ihnen

Bewegung als eines der »Big Five« des Jungbleibens wahrscheinlich höchst suspekt und Sie möchten dieses Kapitel am liebsten überschlagen. Tun Sie es bitte nicht, lesen Sie trotzdem weiter. Und keine Sorge, Sie sollen garantiert nicht zur Marathonläuferin oder zum Extremsportler werden. Vielmehr geht es darum, wie Sie mit wenig Aufwand körperlich aktiver werden können. Da gibt es nämlich eine Menge Möglichkeiten. Und wenn Sie sich irgendwo im weiten Feld zwischen Couch-Potato und Bewegungsjunkie einordnen, dann schauen Sie, ob Sie in diesem Kapitel weitere Bewegungsideen finden, die Ihnen Spaß machen und die sich gut in Ihren Alltag einbauen lassen.

Wie uns Bewegung körperlich und geistig verjüngt

Dass Bewegung und insbesondere regelmäßiges körperliches Training – idealerweise in der Natur – einen enormen Effekt auf die Gesundheit haben, wie Medizin wirkt und deshalb das Leben verlängert, ist für Sie sicherlich keine Neuigkeit. Hier aber nochmals in Kurzform, warum dies so ist: Wenn wir uns bewegen, kurbeln wir unseren Stoffwechsel an, verbessern die Leistungsfähigkeit unseres Herzens, unseres Kreislaufs und der Muskeln. Durch Bewegung stärken wir unsere körpereigenen Abwehrkräfte, was uns dabei hilft, Krankheiten und Übergewicht vorzubeugen und auch Stress effektiv abzubauen. Selbst unsere Gehirnleistung wird durch Bewegung und Sport positiv beeinflusst, was besonders in fortgeschrittenem Alter wichtig wird und womit wir uns im Laufe des Kapitels noch beschäftigen werden.

Sport und Telomere

Wenn wir uns intensiv bewegen, werden auch Glückshormone freigesetzt, die für unsere gute Laune und unser Wohlbefinden sorgen. Und wer lächelt und sich gut fühlt, wirkt automatisch jünger. Die Glückshormone wirken sich darüber hinaus positiv auf die Telomerase aus, jenes Enzym, das die Telomere reparieren kann. Sie wissen ja: Längere Telomere = jüngere Zellen. Und so wie weniger Essen die Telomere verlängert, so verhindert intensive regelmäßige Bewegung deren Verkürzung.

Der Kardiologe Christian Werner, der am Universitätsklinikum des Saarlandes in Homburg arbeitet, wollte wissen, welche Sportart unsere Zellen am besten am Altern hindert. Intervall-, Lauf- oder Krafttraining? Er teilte einhundertvierundzwanzig Erwachsene, die bis dahin keinen Sport getrieben hatten, aber Nichtraucher waren und nicht unter Herzbeschwerden und Bluthochdruck litten, in vier Gruppen ein. Die erste Gruppe durfte weiterhin bewegungsfaul bleiben, sie diente als Vergleichsgruppe. Die drei anderen trainierten sechs Monate lang an drei Tagen in der Woche jeweils fünfundvierzig Minuten. Eine Gruppe machte reines Ausdauertraining mit lockerem Joggen. Eine andere musste sich beim Intervalltraining etwas mehr anstrengen: vier Minuten schnell rennen, drei Minuten locker traben, das Ganze viermal hintereinander, inklusive aufwärmen und hinterher auslaufen. Die dritte Gruppe der Sportler konzentrierte sich auf reines Krafttraining, acht Übungen an verschiedenen Geräten.

Von den einhundertvierundzwanzig Teilnehmern kamen neunundachtzig Sportler in die Endauswertung, weil sie regelmäßig trainiert hatten und nicht krank geworden waren. Christian Werner sah sich nun deren Zellen, genauer: die Telomere dieser Sportler an. Und entdeckte, dass die Telomeraseaktivität bei moderatem Ausdauertraining und intensivem Intervalltraining erhöht war – nicht aber bei ausschließlichem Krafttraining. Das Training an den Geräten hatte die Telomere zwar auch gestärkt, aber eben nicht so gut wie das Laufen. Fazit des Forschers: Moderater und regelmäßiger Ausdauersport bremst den Alterungsprozess der Zellen am besten und erhöht den Schutz vor Herz-Kreislauf-Erkrankungen.

Man kann sein Herz zwar nicht wieder jünger trainieren, aber man kann es jung halten. Und darum ist es auch nicht zu spät, wenn wir erst mit fünfzig oder noch später mit dem Laufen beginnen.

Dem Alter einfach davonlaufen

Dass man dem Alter »davonlaufen« kann, hat auch James Fries, Professor für Medizin an der Stanford University, mit einer Langzeitstudie nachgewiesen. Er begleitete ab 1984 mehr als tausend Senioren über zwanzig Jahre lang. Gut die Hälfte der Teilnehmer joggte regelmäßig, die anderen trieben keinen Sport. Das Ergebnis: Bei den Läufern traten klassische »Alterswehwehchen« und Beeinträchtigungen im Durchschnitt erst sechzehn Jahre später auf als bei den anderen, selbst 80-jährige Läuferinnen und Läufer waren deutlich gesünder als ihre Altersgenossinnen und -genossen.

Bewegung hält auch unsere grauen Zellen fit

Dagobert Duck, der hochbetagte, geizige, äußerst vitale und so liebenswerte Erpel, dreht, wenn er denkt, immer seine Kreise. Als wüsste er, was die Forschung mittlerweile belegt: dass man mit Bewegung dem natürlichen Abbau des Gehirns überraschend einfach entgegenwirken kann. Am besten an der frischen Luft – draußen sein bei Wind und Wetter hält gesund, fit und jung. In einer Studie gingen sechzig ältere Menschen, die sich bis dahin nur wenig bewegt hatten, täglich ein Jahr lang vierzig Minuten flott spazieren. Danach war das Volumen ihres Hippocampus um zwei Prozent größer als vorher. Was einer Verjüngung um bis zu zwei Lebensjahre entspricht!

Ein Seepferdchen im Gehirn

Der Hippocampus ist unser Lern- und Gedächtniszentrum, das ungefähr in Augenhöhe tief im Inneren unseres Gehirns sitzt. Er heißt so, weil seine Form an ein Seepferdchen, lateinisch: Hippocampus, erinnert. Aufgabe des Hippocampus ist die Bildung von Gedächtnisinhalten. Wenn wir uns intensiv bewegen, regen wir vor allem hier die Bildung und Verknüpfung neuer Nervenzellen, die im Gehirn auch Neuronen genannt werden, an. Was bewirkt, dass wir schneller lernen und uns besser erinnern. Sport provoziert dort außerdem die Ausschüttung des Wachstumsfaktors DNF, eines Proteins, das die Nervenfasern sprießen lässt und alle Umbauprozesse im Gehirn unterstützt.

Neben Spazierengehen verbessern Ausdauersportarten wie Schwimmen, Radfahren, Nordic Walking, Wandern, Joggen, Langlauf, intensive Gartenarbeit oder auch Jonglieren die Konzentrations- und Lernfähigkeit und steigern unser visuell-räumliches Gedächtnis. Selbst wenn wir uns bisher eher wenig bewegt haben und erst jetzt mit einem Bewegungsprogramm beginnen – wir verzögern sofort den Alterungsprozess unseres Gehirns, weil unser Gehirnvolumen durch regelmäßige körperliche Aktivität wieder zunimmt und wir uns so unser Denkvermögen erhalten.

Bei Bewegung gilt ausnahmsweise einmal »viel hilft viel«. Je mehr wir uns bewegen, umso besser. Nur übertreiben sollten wir es als untrainierte Bewegungsanfänger nicht.

Auch Muskelkraft hält jung – und schlank

Jetzt haben Sie zwar gerade gelesen, dass Krafttraining die Telomere nicht im gleichen Maße beeindruckt und vor dem Alterungsprozess schützt wie moderates Ausdauer- oder intensives Intervalltraining. Unsere Muskeln sind dennoch eine enorm wichtige Altersbremse. Zum einen, weil wir durch sie Kraft und Energie bekommen, die wir für jeden Handgriff benötigen. Je älter wir werden, umso wichtiger wird, dass wir unseren Alltag bewältigen können und uns unsere Selbstständigkeit erhalten. Zum anderen helfen uns unsere Muskeln dabei, ein gesundes Gewicht zu halten. Was für unsere Gesundheit und Jugendlichkeit ja ebenfalls wichtig ist.

Einer meiner Lehrer war ständig auf Diät und hatte immer Hunger. Wenn wir unsere Pausenbrote auspackten, schaute er jedes Mal neidisch auf die dicken Stullen mit dem extra Käse- oder Salamibelag, in die

die schlaksigen Jungs und Mädchen mit Appetit hineinbissen. »Wartet nur, bis ihr so alt seid wie ich«, knurrte er dann mit einer Mischung aus Bedauern und Genugtuung, »dann steckt ihr das auch nicht mehr so einfach weg.« Er sollte recht behalten. Jahrzehnte später, wenn ich den einst so dünnen Mitschülerinnen und Mitschülern auf Klassentreffen begegnete, waren aus ihnen kräftige Frauen und Männer geworden, Bäuchlein oder Bauch inklusive.

Gilt das auch für Sie, dass Sie früher essen konnten, was Sie wollten, und heute das Sahnetörtchen oder den Gyrosteller nur anschauen müssen und schon ein Kilo mehr auf den Rippen haben? Was natürlich nicht sein kann, aber so ganz daneben liegen wir mit unserem Gefühl auch nicht... Denn wenn wir älter werden, verändern sich die Bedürfnisse unseres Körpers, er braucht nicht mehr so viel Nahrung. Das hängt unter anderem damit zusammen, dass sich die Anteile von Muskeln und Fett neu mischen, weil sich der Hormonhaushalt verändert und die meisten Menschen auch körperlich weniger aktiv sind.

Nach unserem 30. Lebensjahr verlieren wir alle zehn Jahre rund fünf Prozent Muskeln, dafür lagert unser Körper mehr Fett ein. Bis zum 80. Lebensjahr haben wir auf diese Weise rund fünfundzwanzig Prozent unserer Muskelmasse eingebüßt. Muskeln aber – und jetzt kommen die Sahnetörtchen und Gyrosteller ins Spiel – verbrauchen den Großteil an Energie, sie verbrennen die Kalorien, die wir zu uns nehmen. Außerdem müssen sie ständig warmgehalten werden, damit sie am Leben bleiben und sich entwickeln können. Körperfett dagegen verbraucht keine Kalorien, im Gegenteil: Es speichert überschüssige Energie als Fett. Wenn wir nun nichts für unseren Muskelerhalt tun, bauen unsere Muskeln von Jahr zu Jahr mehr ab. Wir haben nicht nur weniger Kraft – wir benötigen auch immer weniger Energie. Essen wir dann genauso viel wie vorher und bewegen uns dazu noch weniger, machen sich die nicht verbrauchten Kalorien bald auf der Waage bemerkbar.

Das ist eine Erklärung für das Mysterium, warum wir uns nur in der Nähe von Essen aufhalten müssen und schon wieder zugenommen haben. Es gibt aber noch einen weiteren Grund, warum wir mit dem Alter schwerer werden – auch wenn wir nicht mehr essen wie früher und genauso viel Sport treiben wie immer. Die Aktivität im Fettgewebe nimmt nämlich ab, wie schwedische Forscher jüngst herausgefunden haben. Eine einfache Möglichkeit, den Lipidumsatz im Fettgewebe wieder auf Trab zu bringen, ist daher – Überraschung! – sich mehr zu bewegen, also unsere Muskeln zu gebrauchen.

Der Erhalt unserer Muskeln sollte uns mit Blick auf unsere nächsten Jahrzehnte sowieso extrem wichtig sein. Denn Muskeln schenken uns nicht nur Kraft, um den Alltag zu meistern – sie verringern auch die Verletzungsgefahr, weil sie uns körperlich stabil machen und so Stürzen vorbeugen. Indem wir täglich etwas für unsere Muskeln tun, tun wir auch gleichzeitig etwas für unsere Unabhängigkeit, Mobilität und Lebensqualität.

Muskeltraining ganz einfach

Um unsere Muskeln zu erhalten und unsere Knochen zu stärken, reicht schon ein- bis zweimal pro Woche leichtes Muskelkrafttraining. Wichtig dabei ist, mit geringer Belastung zu beginnen und sie dann allmählich zu steigern. Denn wenn man immer mit dem gleichen Gewicht – z. B. mit Hanteln – trainiert, wird die Kraft nach kurzer Zeit nicht weiter zunehmen. Beginnen Sie an den Armen mit 500- bis 1000-Gramm-Gewichten, an den Beinen mit ein bis zwei Kilogramm. Wenn Sie Spaß an Geräten haben, dann gehen Sie unbedingt ins Fitnessstudio oder besorgen Sie sich Trainingsgeräte für zu Hause. Sie können Ihre Muskeln aber auch mit Ihrem eigenen Körpergewicht trainieren. Hier zwei Übungen:

- *Kniebeugen*

Der Klassiker unter den Übungen. Kniebeugen beanspruchen viel Muskelmasse gleichzeitig und trainieren den Körper ideal. Beginnen Sie mit zehn Kniebeugen und steigern Sie die Anzahl langsam.

- *Liegestütze*

Liegestütze sind ebenfalls eine Standardübung für den Muskelerhalt und -aufbau des gesamten Körpers. Wenn sie Ihnen zu Beginn schwerfallen, knien Sie sich hin und senken den Oberkörper ab. Liegestütze lassen sich auch prima im Stehen gegen die Wand oder eine Arbeitsplatte machen. Je weiter Ihre Füße von der Wand entfernt sind, desto schwieriger wird die Übung. Sie können Sie noch steigern, indem Sie nur mit einem Arm trainieren: Legen Sie dazu eine Hand an die Wand und die andere auf Ihren Rücken. Im Internet gibt es viele Anregungen für effektive Übungen, googeln Sie einfach mal »Leichtes Krafttraining« oder auch »Krafttraining ohne Geräte«.

Für Muskeltraining ist es übrigens nie zu spät. Selbst wer erst im Alter damit beginnt, profitiert sofort von den positiven Wirkungen des Muskelaufbaus. Sicherlich haben Sie auch schon die Erfahrung gemacht, dass Sie, wenn Sie einige Tage krank im Bett gelegen hatten, mit schlappen Muskeln aufstanden. Sobald Sie aber einige Tage auf den Beinen waren, hatten sich Ihre Muskeln – sofern keine anderen gesundheitlichen Ursachen für deren Schwäche verantwortlich waren – wieder vollständig regeneriert.

Die amerikanische Baltimore Longitudinal Study of Aging fand heraus: Wenn wir in unserer Lebensmitte körperlich gesund sind, wenn unser Herz und andere Organe in Form sind, dann bleiben wir auch im Alter fit. Ob Schwimmen, Walking, ein klassischer Spaziergang, eine Runde auf dem Rad oder eine Partie Tennis: Für körperliche Aktivität sind wir nie zu alt. Ideal wäre es, drei bis fünf Mal pro Woche mindestens eine halbe Stunde aktiv zu sein. Aber nicht gleich übertreiben, wenn Sie sich mehr bewegen möchten! Gerade beim Sport ist es wichtig, sich langsam zu steigern und sich realistische Ziele zu setzen – insbesondere, wenn man vorher eher ein Bewegungsmuffel war. Andernfalls verliert man leicht die Lust dranzubleiben. Auf den nächsten Seiten zeige ich Ihnen eine Menge Möglichkeiten, wie Sie ganz einfach und mit minimalem Aufwand mehr Bewegung in Ihren Alltag bringen.

Einfach mehr bewegen

Unser Körper ist unser Garten
und unser Wille der Gärtner.
WILLIAM SHAKESPEARE

»Mehr gehen«, »Tägliche Bewegungsrituale«, »Mehr Bewegung zu Hause« und »Mehr Bewegung im Job« – so heißen die Rubriken, unter denen Sie Ideen und Tipps für mehr Bewegung finden. Kreuzen Sie am besten schon beim Lesen an, was Sie anspricht und was Sie sich als Möglichkeit für mehr Bewegung in Ihrem Alltag vorstellen könnten. Im anschließenden Coaching »Mehr Bewegung für mich« kümmern wir uns darum, dass es nicht bei der guten Absicht bleibt, sondern wie es Ihnen gelingt, sich in Ihrem Alltag tatsächlich mehr zu bewegen.

▷ Mehr gehen
Nehmen Sie sich vor, jeden Tag so viel wie möglich zu gehen. »Gehen ist die beste Medizin«, hat schon in der Antike der berühmte Arzt Hippokrates gesagt. Gehen und Laufen sind tatsächlich die beiden effektivsten »Zutaten« der kostenlosen und nebenwirkungsfreien Wundermethode, um den verschiedensten Krankheiten vorzubeugen oder sie sogar zu heilen. Die Alten von Okinawa machen bei Wind und Wetter lange Spaziergänge und täglich doppelt so viele Schritte wie die jungen Menschen in der Hauptstadt des Archipels – was man durch Schrittmesser an den Füßen belegen konnte.

Beim Gehen und Laufen gilt ebenfalls »viel hilft viel«: Je mehr Sie gehen, umso besser. Empfohlen werden 10 000 Schritte pro Tag, das entspricht je nach Geschwindigkeit und Schrittlänge sechs bis sieben Kilometern, aber auch schon weniger Schritte tun unserer Gesundheit enorm gut. Und wenn Sie noch einen weiteren Grund zum Spazierengehen brauchen – hier kommt er: Glücksforscher haben herausgefunden, dass tägliche Spaziergänge das Lebensglück um zwölf Prozent steigern sollen. Da kann man doch eigentlich nur noch »los geht's!« sagen – Ihr Alltag bietet Ihnen dazu eine Menge an Gelegenheiten.

Stehen Sie so oft wie möglich vom Stuhl oder dem Sofa auf, gehen Sie einige Schritte, recken, beugen und strecken Sie sich auch mal.
☐ kann ich mir vorstellen

Nehmen Sie statt Rolltreppe oder Aufzug die Treppe. Gehen Sie dabei in dem Tempo, das für Sie angenehm ist – auch wenn Ihnen das sehr langsam vorkommt.
☐ kann ich mir vorstellen

Wenn der Paketbote klingelt und Sie nicht gerade im Erdgeschoss wohnen – gehen Sie ihm entgegen.
☐ kann ich mir vorstellen

Entsorgen Sie Ihr Altpapier nicht in der Tonne am Haus, bringen Sie es zu Fuß zum (über)nächsten öffentlichen Container.
☐ kann ich mir vorstellen

Steigen Sie eine Station früher aus dem Bus oder der U-Bahn aus und gehen Sie den Rest des Weges zu Fuß.
☐ kann ich mir vorstellen

Gehen Sie zu Fuß einkaufen.
☐ kann ich mir vorstellen

Wenn Sie mit dem Auto zum Einkaufen fahren, parken Sie auf dem am weitesten entfernten Parkplatz.
☐ kann ich mir vorstellen

Verabreden Sie sich mit Bekannten, Freundinnen und Freunden zum Spazierengehen – gern mit anschließendem Kaffeetrinken. Aber eben nicht nur zum Kaffee.

☐ kann ich mir vorstellen

Hunderunden

Wenn Sie einen Hund haben, sind Sie im wahrsten Sinne des Wortes »fein raus«. Weil Sie mit Ihrem Vierbeiner bei jedem Wetter vor die Tür gehen. Mit seinem nicht verhandelbaren Bedürfnis nach mehrmaligem Auslauf am Tag ist Ihr Hund Ihr idealer Gesundheitstrainer. Denn Menschen mit Hunden sind selbst bei ungemütlichstem Wetter länger körperlich aktiv und verbringen weniger Zeit im Sitzen als Menschen ohne Hunde bei schönstem Freizeitwetter. Und trainieren so mit den Gassigängen nicht nur ihre körperliche Fitness, sondern stärken auch ihr Immunsystem. Es muss ja nicht gleich der eigene Hund sein, der Sie in Bewegung hält. Wenn Sie Spaß an einem Vierbeiner hätten, aber sich selbst keinen anschaffen können oder möchten, können Sie auch in der Nachbarschaft fragen oder einen Zettel in den Supermarkt hängen und sich zum Gassigehen anbieten.

Ich selbst habe keinen Hund, aber immer wieder mal Mocca zu Gast, eine bezaubernde Wasserhund-Hündin. Seitdem laufe ich morgens und abends meine »Hunderunde« – auch wenn Mocca nicht da ist. Man kann sich nämlich auch selbst ausführen …

▷ Tägliche Bewegungsrituale

Kleine Einheiten

Nutzen Sie das Zähneputzen für kurze Gymnastikeinheiten: auf einem Bein stehen – was auch wunderbar den Gleichgewichtssinn trainiert – oder nebenher Kniebeugen machen.

☐ kann ich mir vorstellen

Während Sie auf den Kaffee im Büro oder zu Hause warten, können Sie einige Liegestütze an der Arbeitsplatte oder der Wand machen. Was auch ein ideales Muskeltraining ist.

☐ kann ich mir vorstellen

Besorgen Sie sich Jonglierbälle und üben Sie, wann immer Sie die Gelegenheit dazu haben! Es gibt tolle Lernvideos auf YouTube, mit etwas Übung halten Sie schon nach kurzer Zeit drei Bälle in der Luft. Was nicht nur Spaß macht, sondern auch ein großartiges Erfolgserlebnis ist!

☐ kann ich mir vorstellen

Konnten Sie als Kind Hula-Hoop? Nicht? Dann lernen Sie *jetzt*, den Reifen um Ihre Hüfte kreisen zu lassen! Das ist eine tolle Bewegungsform, die viel Spaß macht, wenn man das Kreisen einmal raushat. Besorgen Sie sich im Spielwaren- oder Sportgeschäft einen Reifen und schwingen Sie die Hüften. Auch hier bietet YouTube viele Anleitungen, wie Sie den richtigen Dreh finden.

☐ kann ich mir vorstellen

Spannen Sie Ihre Gesäßmuskeln öfter mal so fest wie möglich an und lassen Sie sie dann wieder locker. Dies können Sie auch mit andern Muskelpartien machen. Neben der Aktivierung der Muskeln hat das Anspannen und anschließende bewusste Lockern einen herrlich entspannenden Effekt.

☐ kann ich mir vorstellen

Ziehen Sie im Sitzen Ihre Füße immer wieder hoch und senken Sie sie dann wieder ab. Damit aktivieren Sie Ihre Beinvenenpumpe und sorgen für bessere Durchblutung.

☐ kann ich mir vorstellen

Größere Einheiten
Machen Sie gleich morgens nach dem Aufstehen ein kleines fünfminütiges Work-out mit Dehnen, Kniebeugen und Armkreisen.
☐ kann ich mir vorstellen

Wenn Sie keinen Hund haben, planen Sie morgens oder abends – am besten morgens *und* abends – eine »Hunderunde« ein. Dreißig Minuten flottes Gehen ist eine belebende Luftdusche für den Start in den Tag und hilft abends, besser abzuschalten.
☐ kann ich mir vorstellen

Nehmen Sie auch für längere Wege öfter das Fahrrad statt des Autos oder eines öffentlichen Verkehrsmittels.
☐ kann ich mir vorstellen

Führen Sie Ihre Telefonate nicht im Sitzen von der Couch aus, sondern im Gehen – gern auch an der frischen Luft (solange Sie andere nicht stören, die in der Natur gern ihre Ruhe hätten).
☐ kann ich mir vorstellen

Gehen Sie mal wieder tanzen! Oder tanzen Sie zu Hause zu Ihrer Lieblingsmusik.
☐ kann ich mir vorstellen

▷ Mehr Bewegung zu Hause
Nutzen Sie den Wohnungsputz bewusst als aktive Bewegungseinheit – inklusive Müll hinuntertragen. Putzen ist ein unterschätztes Training, denn wenn Sie mit Staubsauger, Besen und Wischlappen Ihre Kreise ziehen, können Sie ziemlich ins Schwitzen kommen. Regelrecht Spaß macht Putzen mit Musik – da trainieren Sie wunderbar leichtfüßig Ihre Muskeln und Kondition.
☐ kann ich mir vorstellen

Was auch geht: mit Musik kochen und dazu tanzen. Schwingen Sie im Rhythmus der Musik Ihre Hüften und tänzeln Sie zwischen Kühlschrank, Herd und Esstisch.

☐ kann ich mir vorstellen

Gehen Sie öfter in die Küche, um sich ein Glas Wasser zu holen oder sich eine Tasse Tee oder einen Kaffee zuzubereiten.

☐ kann ich mir vorstellen

Stemmen Sie mehrmals am Tag ein richtig schweres Buch in die Luft und halten Sie es einige Sekunden mit ausgestreckten Armen vor dem Körper. Die Dauer können Sie allmählich steigern. Anstelle eines schweren Buchs können Sie natürlich auch Flaschen verwenden, in die Sie allmählich immer mehr Sand oder Wasser füllen. Sie können diese dann in jeder Hand zehn Mal nach oben stemmen und die Arme danach mit den Flaschen in der Hand noch zehn Mal vor dem Körper kreuzen.

☐ kann ich mir vorstellen

Räumen Sie die Spülmaschine so aus, dass Sie jedes Teil mit einer Kniebeuge herausholen und auch wieder mit einer Kniebeuge in die unteren Schränke einräumen. Für die oberen Schränke strecken Sie sich bewusst.

☐ kann ich mir vorstellen

Wenn Sie einen Garten haben, aber bisher viele Arbeiten aus der Hand gegeben haben – arbeiten Sie wieder mehr selbst darin. Rasen mähen (aber bitte nicht mit dem Aufsitzmäher – der gute alte elektrische Handrasenmäher ist der perfekte Trainingspartner!), Laub harken, Unkraut jäten, Holz wegtragen – alles ideale Gelegenheiten, sich an der frischen Luft intensiv zu bewegen.

☐ kann ich mir vorstellen

Machen Sie abends vor dem Fernseher Gymnastikübungen, z. B. Knie- und Rumpfbeugen, Liegestütze oder Dehn- und Streckübungen. Oder setzen Sie sich auf Ihren Heimtrainer.

☐ kann ich mir vorstellen

▷ Mehr Bewegung im Job

Nutzen Sie jede sinnvolle Unterbrechung am Schreibtisch, um aufzustehen und sich zu bewegen. Gehen Sie beispielsweise öfter zu Ihren Kolleginnen und Kollegen, wenn diese im selben Gebäude oder in einem Gebäudeteil in der Nähe sind, statt eine E-Mail zu schreiben oder zu telefonieren.

☐ kann ich mir vorstellen

Unterbrechen Sie Ihre Arbeit nach spätestens dreißig Minuten und legen Sie für drei bis fünf Minuten eine Gymnastikeinheit mit Streck- und Dehnübungen, Armbewegungen, Kniebeugen oder Liegestützen ein. Oder jonglieren Sie eine Runde.

☐ kann ich mir vorstellen

Stehen Sie zum Telefonieren auf und gehen Sie herum, wenn dies in Ihrem Arbeitsumfeld möglich ist.

☐ kann ich mir vorstellen

Legen Sie stündlich Trinkpausen ein, in denen Sie sich ein Glas Wasser aus der Teeküche, einen Tee oder einen Kaffee zubereiten.

☐ kann ich mir vorstellen

Es ist von Vorteil, wenn der Drucker nicht neben Ihrem Schreibtisch steht und Sie sich die Ausdrucke holen müssen. Leiten Sie daher nach Möglichkeit Ausdrucke in entferntere Drucker um.

☐ kann ich mir vorstellen

Arbeiten Sie öfter im Stehen, wenn Sie es möglich machen können. Mittlerweile gibt es tolle höhenverstellbare Schreibtische. Falls Sie beruflich viel lesen, ist vielleicht sogar ein Stehpult eine Option?
☐ kann ich mir vorstellen

Bleiben Sie zum Mittagessen nicht an Ihrem Schreibtisch sitzen, gehen Sie an einen anderen Ort. Ideal, wenn Sie danach noch eine Pausenrunde alleine oder mit Kolleginnen oder Kollegen an der frischen Luft drehen können.
☐ kann ich mir vorstellen

»Mehr Bewegung für mich«

Suchen Sie sich von Ihren angekreuzten Bewegungsvorschlägen aus allen Rubriken bis zu drei heraus und probieren Sie diese jeweils eine Woche lang täglich aus. Nach dieser Woche schreiben Sie in Stichworten auf, wie es Ihnen damit ergangen ist. In der nächsten Woche behalten Sie eine der Bewegungsformen bei und nehmen aus Ihrer Auswahl zwei neue dazu.

Machen Sie auch in den nächsten Wochen weiter, so lange, bis Sie alle Ihre angekreuzten Ideen einmal in die Praxis umgesetzt haben. So sind Sie immer in Bewegung und probieren auch ungewohnte Bewegungsabläufe aus.

1. Woche: Vom ______________ bis __________________

In der ersten Woche mache ich Folgendes:

1. ____

2. ____

3. ____

Nach der ersten Woche:
Welche Erfahrungen habe ich mit den Bewegungsformen gemacht?
Was fand ich prima? Was weniger gut?

____

____

____

2. Woche: Vom __________________ bis __________________

Als neue Bewegungsart nehme ich in der zweiten Woche dazu:

1. ____

2. ____

3. ____

Nach der zweiten Woche:
Welche Erfahrungen habe ich mit den Bewegungsformen gemacht?
Was fand ich prima? Was weniger gut?

____

____

____

3. Woche: Vom ________________ bis ________________

Als neue Bewegungsart nehme ich in der dritten Woche dazu:

1. ____
2. ____
3. ____

Nach der dritten Woche:
Welche Erfahrungen habe ich mit den Bewegungsformen gemacht?
Was fand ich prima? Was weniger gut?

____

____

____

Die grauen Zellen fit halten

So, wie unsere Körperzellen nach Bewegung lechzen, sehnt sich auch unser Gehirn nach Aktivität. Fordern wir es möglichst oft, ist es zufrieden und macht einen super Job für uns. Kümmern wir uns nicht drum und lassen es vor sich hin daddeln, bauen unsere grauen Zellen über kurz oder lang ab. Was wir daran merken, dass wir geistig träge und stumpf werden. Das ging Ihnen sicher selbst schon so, wenn Sie mit einer heftigen Grippe krank im Bett lagen: Man kann keinen klaren Gedanken fassen, im Oberstübchen herrscht völlige Flaute. Was bei einer Krankheit ja auch absolut sinnvoll, ja sogar erwünscht ist, denn nur so können wir uns wieder vollständig erholen und unsere Akkus aufladen. Als Dauerzustand ist ein ausgeschaltetes Gehirn aber kein erstrebenswerter Zustand …

Unsere biologische Schaltzentrale mit ihren schätzungsweise etwa hundert Milliarden Nervenzellen und ihrer unglaublichen Leistungsfähigkeit ist ein echtes Wunder. Obwohl wir schon enorm viel darüber wissen, ist sie für Wissenschaftler nach wie vor ein spannendes Forschungsfeld, in dem es immer noch viele offene Fragen gibt und sich ständig neue ergeben. In einem Punkt aber sind sich die Gehirnforscher einig: »Use it or lose it« – »Nutz es oder du bist es los«. Für kein anderes Organ gilt dieser Spruch mehr als für unser Gehirn. Es ist wie ein Muskel, der beansprucht und gefordert werden will. Wird es das nicht, verkümmert es.

Unsere grauen Zellen fit zu halten, ist nicht schwer. Indem wir sie nutzen und ständig mit neuen Informationen und Aufgaben füttern, sind wir schon auf der sicheren Seite: Wir bleiben geistig fit, wirken gleich viel jünger und haben länger mehr vom Leben.

Die Sache mit dem Gedächtnis

Viele Menschen nehmen mit zunehmendem Alter einfach hin, dass das Denken anstrengender wird und die Gedächtnisleistung nachlässt. Die »Tüddeligkeit«, wie man in Norddeutschland so schön sagt, gehört irgendwann einfach dazu. Und weil das so ist, ist die Versuchung groß, sich gar nicht mehr groß darum zu bemühen, sich mehr merken zu können. Das Gehirn wird also noch weniger benutzt und dadurch – denken wir an die Muskeln, die beansprucht werden wollen – nur immer schlapper. Je mehr unser Oberstübchen erschlafft, umso schwerer fällt uns dann auch das Denken. Was wir wiederum auf das Alter schieben: »Da kann man nichts machen, der Zahn der Zeit nagt halt an einem.«

Ein Teufelskreis – aus dem man aber aussteigen kann, wenn man ein bisschen über das Gehirn und seine enorme Leistungsfähigkeit weiß.

!

»Wie hieß der noch gleich?«

Wenn Sie sich vor dem Altern fürchten und davon überzeugt sind, dass Ihre Leistungsfähigkeit rapide abnimmt, dann werden Sie mit zunehmendem Alter tatsächlich Schwierigkeiten haben, sich etwas zu merken oder sich zu konzentrieren. Wenn Sie dem Älterwerden aber positiv gegenüberstehen, Pläne schmieden und sich nicht so einfach damit abfinden, dass Ihr Gedächtnis nachlässt, werden Sie mit hoher Wahrscheinlichkeit auch in fortgeschrittenem Alter ein leistungsfähiges Gehirn haben.

Ja, es stimmt, auch unser Gehirn unterliegt einem Alterungsprozess und baut ab. Aber das tut es schon sehr früh, im Laufe unseres Lebens verlieren wir ständig Gehirnzellen, insgesamt zehn Prozent unserer Neuronen kommen uns auf diese Weise abhanden. Was bei hundert Milliarden Nervenzellen aber zum Glück nicht so ins Gewicht fällt. Inzwischen weiß man aber auch, dass die verbleibenden Nervenzellen die Jobs der verschwundenen übernehmen können und wir deren Verlust deshalb normalerweise gar nicht bemerken. Und selbst wenn wir älter werden, kann unser Gehirn sogar noch wachsen und top Leistungen vollbringen!

Das Gehirn wächst an seinen Aufgaben

Noch bis zur Jahrtausendwende waren Wissenschaftler davon überzeugt, dass sich unser Gehirn bis zum 25. Lebensjahr zu seiner endgültigen Form und Größe entwickelt, dann aber schon wieder an Substanz verliert, weil keine neuen Nervenzellen mehr nachwachsen. Mit der Erfindung der bildgebenden Verfahren von Computer- und Kernspintomografie machten sie aber die sensationelle Entdeckung, dass unser Oberstübchen alles andere als ein starres, unveränderliches Gebilde ist. Vielmehr reagiert es in jedem Alter flexibel auf die unterschiedlichsten Anforderungen unseres Alltags, denen es sich ständig anpasst. Dafür legt es lebenslang neue Verbindungen zwischen den Nervenzellen an. Immer, wenn sich unser Gehirn intensiv mit einer ungewohnten Aufgabe beschäftigt – wenn wir also etwas tun, das wir noch nicht können und es schließlich doch gelingt –, entstehen solche frischen Verbindungen zwischen den Nervenzellen, die Synapsen. Über sie kommunizieren die Neuronen miteinander, indem sie Reize und Informationen übermitteln. Außerdem werden bereits vorhandene Synapsen zwischen Neuronen gestärkt, und in bestimmten Hirnregionen wie dem Hippocampus – Sie erinnern sich, das »Seepferdchen« – bilden sich sogar neue Nervenzellen. Was dazu führt, dass unser Gehirn durch die neuen Vernetzungen größer wird. Das ist jedoch nur dann der Fall, wenn wir dafür sorgen, dass die Synapsen wachsen *können*. Wir müssen unseren grauen Zellen etwas zum »Arbeiten«, also zum Denken geben. So wächst unser Gehirn quasi an seinen Aufgaben.

Schicken Sie Ihr Gehirn nicht in den Ruhestand. Bis ins hohe Alter können Sie noch Fremdsprachen lernen oder ein Musikinstrument spielen. Die 94-jährige Rosemarie Achenbach etwa macht an der Uni Siegen ihren Doktor. Die grauen Zellen zu fordern bedeutet aber nicht, Vokabeln oder mathematische Formeln stur auswendig zu lernen. Das ist zwar auch hilfreich, wichtiger aber im Zusammenhang mit unserem älter werdenden Gehirn ist, dass wir es regelmäßig vor neue und ungewohnte Herausforderungen stellen. Reisen beispielsweise ist dafür ideal, weil die Kombination aus Bewegung und Orientierung in einer neuen Umgebung unser Denkorgan enorm stimuliert. Immer dann, wenn wir aufgeschlossen und unternehmungslustig sind und Kontakte pflegen – was wir beim Reisen tun –, entwickeln sich die Synapsen und werden stärker.

»Solange man neugierig ist,
kann einem das Altern nichts anhaben«
BURT LANCASTER

Sind Sie im Beruf gefordert und lassen Sie sich auch gern fordern? Interessieren Sie sich für Menschen, unterhalten sich viel mit ihnen? Singen Sie im Chor oder spielen Sie ein Instrument? Lernen Sie vielleicht eine Fremdsprache, lösen gern knifflige Rätsel, tanzen Sie, schreiben Sie ein Buch, kochen gern mal aufwendig und haben Freude daran, Ihr neues Smartphone einzurichten? Je mehr Sie von den Dingen tun, die Ihnen nicht leichtfallen, aber Spaß machen, umso fitter und flexibler bleiben Ihre grauen Zellen. Und Sie mit ihnen.

? Wie ist das eigentlich mit der Demenz?

In Deutschland leiden inzwischen mehr als 1,5 Million Menschen an Demenz. Die genauen Ursachen dieser Hirnerkrankung sind immer noch nicht entschlüsselt, aber man kennt mittlerweile Risikofaktoren, die sie begünstigen. Dazu gehören unter anderem genetische und Lebensstilfaktoren wie starker Alkoholkonsum, Rauchen, Dauerstress, Diabetes, Bluthochdruck, Übergewicht und Bewegungsmangel. Neue Studien belegen, dass körperliche Aktivität nachweislich das Risiko einer Demenz verringert – vorausgesetzt, dass man schon in seinen mittleren Lebensjahren mit der Bewegung beginnt. Bewegung hilft auch dabei, das Fortschreiten einer bereits vorhandenen Demenz hinauszuzögern. Doch selbst wenn man gesund lebt, Geist und Körper fit hält, neugierig bleibt und sich um seine Seele kümmert – eine hundertprozentige Garantie, nicht an Demenz zu erkranken, gibt es nicht.

Stetiges Lernen ist trotzdem immer sinnvoll. Denn wenn ein geistig aktiver Mensch an Alzheimer-Demenz erkrankt, können die Reserven, die er im Laufe der Jahrzehnte in seinem Gehirn aufgebaut hat, den krankhaften Abbau der Nervenzellen ein wenig auffangen. Daher macht sich die Krankheit bei Wissbegierigen zum Teil erst Jahre später bemerkbar als bei Menschen, die geistig eher träge sind und nur wenige bis gar keine Interessen verfolgen.

Dranbleiben!

Wunderbar, wenn das, was unseren Kopf fit hält, Spaß macht, weil wir daran interessiert sind, vielleicht sogar eine echte Leidenschaft damit verbinden. Aber manche Dinge, die uns geistig herausfordern, sind echte Spaßbremsen. Wie die Steuererklärung zum Beispiel. Ich kenne kaum jemanden, der sie gern macht. Meistens muss man erst stundenlang Unterlagen sortieren und sich dann wieder mit neuen Verordnungen oder Onlineformularen auseinandersetzen. Genau das macht die Steuererklärung aber auch zu einem idealen Frischhalteprogramm für unseren Grips! Seit ich weiß, wie wichtig es ist, dass sich mein Oberstübchen anstrengt und Neues versteht, sortiere ich meine Quittungen und Zahlen richtig gern. Mal ganz abgesehen von dem tollen Erfolgserlebnis, das ich habe, wenn ich die Steuererklärung dann endlich ans Finanzamt geschickt habe.

Viele Dinge, die wir neu beginnen, machen am Anfang Spaß. Sobald es dann aber mühsamer wird, hört der Spaß schnell auf. Wie bei den ermüdenden Wiederholungen beispielsweise, die einfach erforderlich sind, wenn man Jonglieren, ein Musikinstrument oder eine Sprache lernen möchte. Doch wenn wir wirklich Neues in unser Gehirn aufnehmen wollen, geht es nicht ohne ständige Wiederholung – also büffeln. Das gehört zum Lernen ganz selbstverständlich dazu. Nur so verstärkt sich die Gedächtnisspur, sie wird stabiler und breiter. Das können Sie sich wie einen schmalen Trampelpfad vorstellen, der durch die fortwährende Benutzung allmählich zu einem offiziellen Weg wird. Darauf kann dann das Wissen, das wir beim Sprechen einer Fremdsprache oder für die richtige Bewegung der Hände beim Jonglieren brauchen, jederzeit blitzschnell hin- und herfließen.

Musik – pures Krafttraining für das Gehirn

Spielen Sie ein Instrument? Dann machen Sie unbedingt weiter. Wenn nicht, fangen Sie an, eines zu lernen. Seit Jahrzehnten erforschen Neurowissenschaftler die Auswirkung des Musizierens auf das menschliche Gehirn. Mit erstaunlichen Ergebnissen. Denn ein Musikinstrument zu spielen ist beinahe die einzige Tätigkeit, bei der alle Gehirnareale gleichzeitig aktiv sind. Mit anderen Aktivitäten, egal wie viel Hirnschmalz sie einem abverlangen, lässt sich nie auch nur ansatzweise eine vergleichbar positive Wirkung erzielen. Ein Instrument zu spielen ist das reinste Krafttraining für unseren Kopf.

Leider ist – wenn Sie nicht ein spätberufenes Jahrhunderttalent sind – der Anfang eine harte und nicht selten auch frustrierende Zeit. Vor allem, wenn man keine Noten lesen kann. Oder überhaupt erst einmal, wie bei einem Streich- oder Blasinstrument, Töne produzieren muss. Von der Motorik der Finger, die zunächst mit dem Griffbrett, der Klaviatur oder den Klappen der Klarinette so gar nichts anzufangen wissen, einmal ganz abgesehen. Das ist wirklich Kernerarbeit, da hilft nur die Leidenschaft zum Instrument, um dranzubleiben. Und eine Vision: vielleicht in diesem Jahr vor dem Tannenbaum Weihnachtslieder zu spielen? Oder in einem kleinen Liebhaberensemble Musik zu machen? Wenn Sie sich dieses Bild immer wieder vor Augen führen und fest davon überzeugt sind, dass Ihre Finger irgendwann mühelos und ganz automatisch den richtigen Ton auf Ihrem Instrument finden, dann halten Sie die Durststrecken viel besser durch.

Frischekicks für den Grips

Routinen durchbrechen, aktiv am Leben teilnehmen, etwas Ungewöhnliches lernen – all das hält unser Gehirn jung. Also nicht nur im Kreuzworträtsel den griechischen Gott mit vier Buchstaben hinschreiben. Machen Sie Denksport, der Sie wirklich fordert! Sie könnten beispielsweise ein Gedicht, das Alphabet rückwärts oder die Anfänge Ihrer Lieblingsromane auswendig lernen. Toll ist auch, wenn Sie sich ein Mathe- oder Physikbuch von Ihren Enkeln oder von Kindern in Ihrem Umfeld schnappen und darin Aufgaben lösen. Am Anfang vielleicht nicht gerade die schwersten, aber doch solche, die Ihnen eine gute Portion Hirnschmalz abverlangen. Denn nur, was Sie fordert und neu für Sie ist, stärkt Ihr Gehirn. Nehmen Sie an Workshops teil, die Sie interessieren. Oder lernen Sie, wie man Baumhäuser baut. Alle Fähigkeiten, die Sie sich neu aneignen, halten Ihren Verstand jung.

Ihr Gehirn können Sie aber auch bei ganz alltäglichen Dingen fordern. Putzen Sie sich, wenn Sie Rechtshänder sind, mit der linken Hand die Zähne. Ziehen Sie sich im Dunkeln an. Halten Sie Messer und Gabel in der jeweils anderen Hand. Gehen Sie beim Spaziergang mal ein Stück rückwärts und nehmen Sie öfter einen anderen Weg zur Arbeit und an Orte, wohin Sie schon im Schlaf finden.

Sie können Ihr Gedächtnis, sofern es von keiner Krankheit beeinträchtigt ist, in jedem Alter verbessern. Als Erstes müssen Sie allerdings damit aufhören, sich einzureden, ein »schlechtes Gedächtnis« zu haben. Alles, womit Sie Ihr Gehirn dann in Bewegung bringen und was Ihnen Spaß – aber durchaus auch Mühe – macht, hält Sie jung. Nicht zuletzt die gute Laune, die ja auch in unserem Gehirn produziert wird. Lachen ist übrigens ein ganz großer Jungbrunnen, mit ihm werden wir uns im nächsten Kapitel noch beschäftigen.

Man bleibt jung, solange man noch lernen,
neue Gewohnheiten annehmen und einen Widerspruch
ertragen kann.
MARIE VON EBNER-ESCHENBACH

Mein »Graue-Zellen-Dünger«

Womit fordern Sie Ihr Gehirn? Welche Inhalte und Aktivitäten bieten Sie ihm? Und was könnten Sie darüber hinaus noch tun, um Ihre grauen Zellen jung und fit zu halten?

Bin ich in meinem Beruf geistig gefordert? Oder arbeite ich auf Autopilot, weil mittlerweile alles Routine ist? Welche Möglichkeiten habe ich, meinen Kopf im Job wieder mehr zu gebrauchen? Kann ich eine Fortbildung machen oder ein Zusatzprojekt übernehmen?

____

____

____

____

Lerne ich in meinem Alltag immer wieder Neues dazu? Habe ich Hobbys oder Gelegenheiten, bei denen ich meinen Kopf einschalten muss? Zum Beispiel weil ich Kinder im Bekanntenkreis oder meine Enkel bei den Hausaufgaben unterstütze, weil ich ein Instrument, eine Fremdsprache oder ein Handwerk lerne, an Autos schraube und anspruchsvolle Kochrezepte ausprobiere? Falls ich diese Möglichkeiten nicht habe – welches Thema interessiert mich? Was würde mir Spaß machen zu lernen?

____

____

____

____

»Ich bleib dann mal jünger«-Coaching

Wenn Sie sich ohnehin schon viel bewegen, umtriebig sind, mitten im Beruf stehen und dazu noch Sport treiben, dann machen Sie wahrscheinlich schon die meisten von den Dingen, die Sie in diesem Kapitel gelesen haben. Aber auch wenn Sie erst jetzt damit beginnen, sich mehr zu bewegen oder Ihre sportlichen Aktivitäten zu intensivieren, tun Sie viel dafür, Ihren Alterungsprozess hinauszuzögern.

Mehrere Studien haben gezeigt, dass uns die Kombination aus Gedächtnis- und Fitnesstraining immer eine Verbesserung unserer Gehirnleistung und Selbstständigkeit bescheren kann. Das ist Verjüngung und Lebensqualität, für die wir selbst sorgen können. Da Sie dies nun alles wissen, spricht eigentlich auch nichts dagegen, gleich mit mehr Bewegung anzufangen, oder? Was könnten neue Gewohnheiten werden, wenn Sie sich geistig und auch körperlich mehr bewegen möchten?

Folgende körperliche Bewegungsgewohnheit(en) möchte ich gerne entwickeln:

____

____

____

Folgende Bewegungsgewohnheit(en) für meinen Geist möchte ich gerne entwickeln:

____

____

____

Erreichen möchte ich für meinen Körper damit Folgendes:

____

____

____

Und für meinen Geist will ich erreichen, dass…

____

____

Diese neuen Gewohnheiten zu entwickeln gelingt mir, indem ich…

Damit beginnen werde ich am

2 »Wie läuft's?«-Check

Überprüfen Sie hier nach zwei oder mehr Wochen, ob Sie schon an Ihren mentalen und körperlichen »Bewegungsschrauben« gedreht haben und wie es Ihnen damit geht.

Was habe ich bezüglich meiner körperlichen und geistigen Bewegungsgewohnheiten tatsächlich verändert?

Wie geht es mir mit meinen neuen Bewegungsritualen?

Welche sichtbaren und spürbaren Veränderungen erlebe ich?

Wenn ich noch mehr an meinen körperlichen und geistigen »Bewegungsschrauben« drehen möchte – was mache ich dann?

Big 3

Optimismus und Lebensfreude: Jung und lebendig durch positives Denken

Wir werden nicht älter mit den Jahren,
wir werden neuer jeden Tag.
EMILY DICKINSON

Lieben, Lachen, Loslassen – Jungbleiben ist auch Kopfsache

Stellen Sie sich jetzt bitte keine große, leuchtend gelbe, saftige und aromatisch duftende Zitrone vor, von der Sie mit einem Messer eine dicke Scheibe abschneiden, diese langsam zum Mund führen und langsam hineinbeißen, während der fruchtig-saure Duft in Ihre Nase steigt …

Und? Funktioniert nicht, oder? Obwohl ich Sie gebeten hatte, sich keine Zitrone vorzustellen, haben Sie die Zitrone vor sich gesehen, sich wahrscheinlich an ihr Aroma erinnert und den sauren Geschmack in Ihrem Mund gespürt. Vielleicht haben Sie Ihr Gesicht verzogen und sich unwillkürlich geschüttelt, weil eine Zitrone nicht gerade das Obst ist, in das Sie freiwillig hineinbeißen.

Was Sie soeben erlebt haben, ist die enorme Macht Ihrer Gedanken. Sie zeigt sich zum einen daran, dass das Bild der gelben Zitrone sofort vor Ihrem inneren Auge entstand, obwohl weit und breit keine Zitrone zu sehen ist. Zum anderen daran, dass die Zitrone, die nur in Ihrem Kopf existierte, sehr konkrete und spürbare körperliche Reaktionen wie Speichelfluss und Geschmacksempfinden bei Ihnen auslöste. Und das alles nur, weil Sie an eine Zitrone gedacht haben.

Sie fragen sich jetzt bestimmt, was dieses kleine Experiment mit unserem Thema zu tun hat. Die Antwort ist: enorm viel. Denn ob wir eine jugendliche Ausstrahlung haben und ob wir uns jünger oder älter fühlen, als wir tatsächlich sind – daran haben unsere Gedanken und Gefühle einen ganz entscheidenden Anteil. Unsere Gedanken sind mächtige Instrumente, die unsere biologische Uhr langsamer ticken lassen können. Was allerdings nur funktioniert, wenn wir sie auch entsprechend nutzen.

Selbstgemachtes Glück

Vielleicht haben Sie auch schon die Beobachtung gemacht, dass Menschen, die eine jugendliche Ausstrahlung besitzen, meistens auch eine offene und bejahende Haltung dem Leben gegenüber haben. Sie nehmen die Dinge, wie sie kommen, und machen aus allem das Beste. Sie ahnen schon, von wem hier die Rede ist: von Optimisten. Regnet es in Strömen, richten sich optimistische Menschen zu Hause gemütlich ein. Erzählen Sie, dass Sie am Wochenende von Hamburg aus für zwei Tage nach München fahren, antworten Optimisten: »Zwei Tage in München, wie wunderbar! Da wünsche ich Ihnen eine unvergessliche Zeit.« Hätten Sie dagegen einem pessimistischen Menschen von Ihren Reiseplänen berichtet, wäre die Antwort anders ausgefallen. »Ach wie schade«, hätte er gesagt, »nur zwei Tage? Und diesen Stress wollen Sie sich antun?«

Optimisten schaffen sich ihr Glück selbst. Sie empfinden die Dinge halb so schlimm, dafür aber doppelt so gut und bleiben dabei doch realistisch. Denn es geht nicht darum, alles und jeden kritiklos toll zu finden. Es geht darum, von der Zukunft Positives zu erwarten und in der Gegenwart das Gute zu sehen. »Wer weiß, wofür es gut ist« und »Wenn es schiefgeht, kommt es besser« – das sind Lebensmottos, die sich enorm auf die Lebensqualität, die Gesundheit und damit auch auf den Alterungsprozess auswirken. Zahlreiche wissenschaftliche Studien belegen, dass wir mit einer positiven Lebenseinstellung tatsächlich in der Lage sind, die biologische Uhr unserer Zellen zurückzudrehen, weil uns die wohlwollende Haltung dem Leben gegenüber Lebensfreude schenkt –

diesen wunderbaren Gefühlsmix aus überfließender Energie, Zufriedenheit und Glück. Lebensfreude ist eine Folge unserer inneren Einstellung, sie entsteht, wenn wir eine Situation positiv bewerten. Was wir automatisch dann machen, wenn wir etwas Schönes erleben, wenn wir also beispielsweise eine erfreuliche Nachricht erhalten, wenn wir Erfolgserlebnisse haben, jemand uns ein Kompliment macht oder uns nett anlächelt. Oder wenn wir uns mit jemandem, den wir noch nicht so gut kennen, unterhalten und spüren, dass wir auf der gleichen Wellenlänge senden.

Jeder, der sich die Fähigkeit erhält,
Schönes zu erkennen, wird nie alt werden.
FRANZ KAFKA

Wir empfinden Lebensfreude, wenn wir mit unserem Lebensmenschen Zärtlichkeiten austauschen, ein besonderes Essen genießen, Musik hören, tanzen oder uns überhaupt bewegen. Nicht zuletzt sprudelt sie in uns, wenn wir etwas völlig Neues ausprobieren und dabei merken, dass es uns richtig viel Spaß macht und wir ganz neue Seiten an uns entdecken.

!

Optimismus und Lebensfreude sind Geschwister

Wer Lebensfreude in sich fließen spürt und seinen Alltag mit Zuversicht meistert, hat ein gutes Verhältnis zum Leben, zu sich selbst und auch zu seinem Alter. Außerdem verfügen Optimisten im Vergleich zu eher pessimistisch eingestellten Menschen über effektivere Bewältigungsstrategien für die großen und kleinen Herausforderungen des Alltags. Sie können besser mit Stress umgehen und ihre Gefühle besser regulieren. In spannungsgeladenen Situationen steigt natürlich auch bei Optimisten der Blutdruck und sie werden von Stresshormonen überschwemmt. Aber ihr Organismus ist in der Lage, den alarmierten Körper zu beruhigen und schädliche Folgen auf ein Minimum zu reduzieren. All das sorgt für ihre jugendliche Ausstrahlung und nachgewiesenermaßen für ein längeres, gesünderes Leben. So hat eine amerikanische Studie von Wissenschaftlern der Boston University School of Medicine mit mehr als siebzigtausend Teilnehmern ergeben, dass die Lebenserwartung von Frauen und Männern, die zu den Optimisten zählen, zwischen elf und fünfzehn Prozent höher ist als die von chronischen Mäklern.

Die optimistischen Nonnen

Berühmt geworden für den Einfluss einer positiven Lebenseinstellung auf die Lebenserwartung ist die sogenannte Nonnenstudie mit amerikanischen Ordensfrauen aus Minnesota. Bei ihrem Eintritt in die Klostergemeinschaft in den 1930er Jahren des letzten Jahrhunderts machten knapp einhundertachtzig zwanzigjähre Novizinnen Angaben zu ihrer Sicht auf die Welt und äußerten sich auch über ihre Freuden, Hoffnungen, Sorgen und Befürchtungen. Jahrzehnte später ergab die Analyse dieser Berichte, dass diejenigen Nonnen, die überwiegend positive Emotionen wie Dankbarkeit, Glück und Liebe ausgedruckt hatten, bis zu zehn Jahre länger lebten als diejenigen, die ihren Eintritt ins Kloster in erster Linie als Pflicht ansahen und sich daher eher unglücklich fühlten. Das Ergebnis ist auch deshalb so bemerkenswert, weil alle Nonnen ein weitgehend gesundes Leben mit regelmäßigen Tagesabläufen und wenig Stress geführt hatten, ihre unterschiedliche Lebensdauer also vornehmlich auf ihre positive beziehungsweise negative Lebenseinstellung zurückgeführt werden konnte. Übrigens: Nonnen und Mönche werden wie andere gläubige Menschen auch häufig älter als Nichtgläubige. Weil ihr Glaube ihnen nicht nur Zuversicht, Trost und Halt schenkt, sondern auch eine zuverlässig sprudelnde Quelle der Lebensfreude ist.

Ich bin ein alter Mann und habe mir um vieles Sorgen gemacht.
Das meiste davon ist nie eingetroffen.
MARK TWAIN

Gedanken entscheiden über unser Leben(sglück)

Schätzen Sie doch mal, wie viele Gedanken Ihnen täglich durch den Kopf gehen. Hundert, tausend oder hunderttausend? Was vermuten Sie?

Wissenschaftler der Queens University im kanadischen Kingston fanden jüngst heraus, dass es rund 6200 Gedanken sind, die täglich in unserem Kopf aufblitzen. Eine ganze Menge, oder? Von den meisten kriegen wir gar nichts mit, obwohl sie enorme Folgen für uns haben. Denn mit diesen Tausenden von Gedanken, die oft so plötzlich, wie sie aufgetaucht sind, auch wieder verschwinden, bauen wir sekündlich an unserem Leben. Und an unserem Glück oder Unglück. Haben wir nämlich dauernd schlechte Laune, sind unzufrieden, machen uns ständig über irgendetwas Sorgen, trauen uns nichts zu und sind unseren Mitmenschen gegenüber missmutig oder sogar feindselig, wird unser Körper ununterbrochen von Stresshormonen überschwemmt. Wenn zu viele davon durch unseren Körper sausen, schaden sie nicht nur unserer Stimmung, sondern auch unserer Gesundheit. Im Rahmen einer Untersuchung auf Sardinien konnte belegt werden, dass bei Teilnehmern, die ständig schlechtgelaunt durch die Welt liefen, immer nur das Negative sahen und argwöhnisch gegenüber ihren Mitmenschen waren, die Wände der Halsschlagadern dicker waren als bei ihren netten, freundlichen und optimistischen Zeitgenossen. Die Griesgrame hatten also nicht nur im wahrsten Sinne des Wortes einen »dicken Hals«, sondern durch die verdickten Arterien auch ein erhöhtes Risiko für Kreislauferkrankungen und Herzinfarkt.

!

»Giftige« Menschen

Menschen, die chronisch schlechte Laune haben, an nichts ein gutes Haar lassen und nur destruktive Kritik üben, nennt man »toxic people« – giftige Menschen. Nach Möglichkeit sollte man den Kontakt mit ihnen auf ein Minimum reduzieren, am besten sogar ganz meiden. Denn auf Dauer ist es schwierig und kostet sehr viel Energie, sich gegen deren Negativität abzugrenzen.

Glücklicherweise funktioniert es aber auch andersherum: Sind wir wohlwollend und freundlich, denken wir an den nächsten Urlaub, das nette Gespräch mit unserer Nachbarin, das Erfolgserlebnis im Job und die große Erleichterung darüber, dass eine Sache richtig gut ausgegangen ist, strömen augenblicklich Glückshormone durch uns. Wir fühlen uns nicht nur sofort viel wohler – die Glückshormone tragen auch dazu bei, dass wir gesund bleiben. Denn wenn sich Glückshormone in unserem Körper tummeln, ist für die schädlichen Stresshormone kein Platz mehr.

Gute Gedanken und Erfahrungen machen glücklich

Womit wir uns füllen – zum Beispiel mit Ärger –, das kommt in Stresssituationen wieder aus uns heraus. Sehen wir also zu, dass es gute Dinge sind, die wir in uns hineinlassen, damit wir gar nicht erst einen »dicken Hals« entwickeln. Aus der Glücksforschung weiß man, dass positiv denkende Menschen nicht nur gesünder sind, sondern auch ihre Glückswahrscheinlichkeit verdoppeln. Wenn Sie also glücklicher werden möchten, dann sollten Sie so oft wie möglich gute Gedanken haben. Und so wie wir unseren Körper trainieren können, können wir uns auch darin üben, positiv zu denken. Sie können das gleich einmal ausprobieren, indem Sie die folgenden Fragen beantworten, am besten schriftlich in Ihrem Notizbuch:

- »Worüber habe ich mich heute schon gefreut?«
- »Worauf freue ich mich heute noch?«
- »Was ist mir heute gut gelungen?«
- »Was habe ich heute Schönes erlebt?«

Wenn Sie Ihr Denken in Zukunft positiver gestalten möchten, dann reservieren Sie einige Seiten in Ihrem Buch für Ihr »Glück« oder legen Sie eine »Glücksdatei« in Ihrem Notebook an. Machen Sie eine Gewohnheit daraus, die Antworten auf die vier Fragen aufzuschreiben, oder, wenn Ihnen das zu aufwendig ist, sie vor dem Einschlafen für sich zu beantworten. Sie schlafen dann garantiert besser. Bald achten Sie dann ganz von selbst viel mehr auf die schönen Dinge in Ihrem Leben und haben infolgedessen automatisch positive Gedanken. Und mehr Lebensfreude. Noch ein kleiner Hinweis: Wenn Sie in eine Kladde schreiben, lassen Sie hinter Ihrer »Glücksdatei« einige Seiten frei. Wir benötigen diese später noch.

Übrigens: Positives Denken hat so gar nichts mit Manipulation zu tun. Vielmehr basiert es auf der Erkenntnis, dass wir durch unsere Einstellung einen individuellen Blick auf die Welt haben, den wir mit unseren Gedanken von einem Moment auf den anderen verändern können. Schon vor zweitausend Jahren wusste der römische Kaiser und Philosoph Marc Aurel: »Das Glück deines Lebens hängt von der Beschaffenheit deiner Gedanken ab.« Die moderne Psychologie und Wissenschaft kann dies nur bestätigen.

Lebensfreude selbst ist natürlich kein Dauerzustand, sie lebt – wie alle unsere Gefühle – vom stetigen Wechsel mit anderen Emotionen. Wichtig ist aber, dass wir sie in unserem Gefühlsspektrum haben und wissen, dass und wie wir sie selbst herstellen können. Was eigentlich ganz einfach ist. Denn unser Lebensglück ist vor allem aus den vielen kleinen und oft so alltäglichen Dingen gezimmert, die wir von morgens bis abends an ganz normalen Tagen erleben. Wie wir darauf reagieren – schlecht gelaunt, gestresst und mit Angst oder gelassen, optimistisch und neugierig – für unseren Alterungsprozess spielt dies eine ganz entscheidende Rolle.

Die größte Entscheidung deines Lebens liegt darin,
dass du dein Leben ändern kannst,
indem du deine Geisteshaltung änderst.
ALBERT SCHWEITZER

»Mehr Optimismus für mich«

Ist Ihr Leben halb vorbei oder haben Sie noch die Hälfte vor sich? Einstellungen – ob man beispielsweise eher pessimistisch oder optimistisch denkt – hielt man früher für genetisch bedingt und damit für unveränderbar. Heute weiß man: Sie entwickeln sich im Laufe des Lebens durch Erfahrungen. Daher lassen sie sich durch neue Erkenntnisse, Einsichten und neues Verhalten auch wieder verändern. Die folgenden Fragen helfen Ihnen dabei.

Bin ich ein optimistischer Mensch? Erwarte ich, dass sich meine Zukunft weiterhin positiv gestaltet oder zum Positiven wenden wird? Denke ich manchmal »Wer weiß, wofür es gut ist« oder ist mir dieser Gedanke fremd? Woran fällt mir auf, dass ich eher zum Optimismus oder zum Pessimismus neige?

Bei welchen Gelegenheiten könnte ich mehr Optimismus gebrauchen?

Was ist in jüngster Zeit auf den ersten Blick nicht so gelaufen, wie ich es wollte, hat sich aber im Nachhinein als echter Glücksfall erwiesen?

Die eigene Einstellung zum Älterwerden

Siebzig Jahre jung zu sein ist manchmal viel erfreulicher und hoffnungsvoller, als vierzig Jahre alt zu sein.
OLIVER WENDELL HOLMES SEN.

Wie geht es Ihnen, wenn Sie an Ihr Älterwerden denken? Freuen Sie sich auf die kommenden Jahre? Oder bekommen Sie eher den Blues? »Mein Körper wird immer mehr abbauen und der Blick in den Spiegel wird auch immer unerfreulicher. Bald kommen die Alterszipperlein, die Knie machen jetzt schon nicht mehr richtig mit, ich kann mich dann wahrscheinlich immer schlechter bewegen, vergesse viel und werde nicht mehr so leistungsfähig sein. Und dazu noch die Aussicht auf Altersarmut. Schrecklich!« Es gilt mittlerweile als erwiesen, dass wir schneller altern, wenn wir uns unser eigenes Älterwerden vermiesen und Angst davor haben. Denken wir dagegen über die möglicherweise auftretenden Probleme kaum oder gar nicht nach, kann uns das ein bis zu sieben Jahre längeres Leben bescheren.

Haben Sie schon einmal überlegt, welche Vorteile das Älterwerden – in jeder Lebensphase – mit sich bringt? Dass man beispielsweise mit

Situationen, die einen früher extrem herausgefordert haben, ein paar Lebenskurven später viel besser zurechtkommt. Man kann gelassener mit ihnen umgehen, weil sie ihre Brisanz verloren haben. Ich selbst habe etliche Jahre in einer Stadt im deutschsprachigen Ausland gelebt, was ich als emotional recht anstrengend empfand. Als ich jedoch nach langer Zeit kürzlich wieder dort war, stellte ich mit Staunen und großer Erleichterung fest, dass die alten Gefühle zwar noch als Erinnerung da waren, ich sie aber nicht mehr »spürte«. An ihre Stelle war nun die Freude und Neugier darüber getreten, nach so vielen Jahren wieder auf dem sich immer noch vertraut anfühlenden Boden zu sein und zu entdecken, was sich in der Zwischenzeit alles verändert hatte. Ein wunderbares Gefühl, ganz unerwartet solch eine innere Entwicklung zu erleben.

Mehr Lebensjahre bringen aber noch weitere Vorteile: Wir sind mehr am Miteinander als am Gegeneinander interessiert, haben an Lebenserfahrung gewonnen und zu vielem eine gelassenere Einstellung. Worüber wir uns früher aufgeregt haben, bringt uns heute nicht mehr so leicht aus der Ruhe. Wir haben eine gute Menschenkenntnis und verfügen über »Weltwissen«, wir wissen, wie die Dinge laufen und wofür wir uns engagieren wollen und wofür nicht. Was auch bedeutet, dass wir unsere Zeit nicht mehr verplempern und uns nicht mehr so leicht vor den Karren von anderen spannen lassen, wenn es uns nicht sinnvoll erscheint. Für das aber, was wir gut finden, setzen wir uns mutig und mit ganzem Herzen ein. Darüber hinaus haben wir erfahren, wie verletzlich und kostbar das Leben und die Welt sind, und können zutiefst dankbar sein für die Dinge, die wir haben. Diese Dankbarkeit macht es uns leicht, andere Menschen in schwierigen Situationen zu unterstützen – wenn sie unsere Unterstützung annehmen möchten. Und schließlich leben wir nun lange genug mit uns zusammen, um zu wissen, was uns gut tut und was nicht. Und um auch wieder neugierig auf uns selbst zu werden – was noch so alles in uns steckt, was wir noch alles machen wollen und auch machen werden. Und – wer weiß – vielleicht verlieben wir uns ja auch nochmal ganz neu in uns selbst?

»Wie werde ich als älterer Mensch sein?«

Schließen Sie bitte einen Moment die Augen und stellen Sie sich vor, wie Sie als älterer Mensch sein möchten. Nehmen Sie einfach das Alter, das Sie am ehesten mit »älter« verbinden, und fragen Sie sich:

- Wie werde ich aussehen?
- Wie werde ich mich fühlen?
- Wie werde ich mich in Situationen, die ich heute immer wieder erlebe und von denen ich glaube, dass sie für mich auch in einigen Jahren noch relevant sind, verhalten?
- Welche Vorteile hat mein Älterwerden für mich?

Unsere Einstellung zum Älterwerden – vor allem zu unserem eigenen Älterwerden – bestimmt ebenso wie unsere Einstellung zum Leben insgesamt maßgeblich, wie unser Alterungsprozess verläuft. Sie hat auf unsere Lebenserwartung sogar einen noch größeren Einfluss als Blutdruck, Cholesterinspiegel, Körpergewicht, Bewegung und Rauchen. Sind wir davon überzeugt, dem Altern auf Gedeih und Verderb ausgeliefert zu sein, und fürchten wir uns davor, dann öffnen wir Stillstand, Langeweile, nachlassenden Fähigkeiten, Krankheiten und Unselbstständigkeit – also all dem, was wir auf gar keinen Fall möchten – Tor und Tür. Die Vorstellung von einem Alter mit Beschwerden und Einschränkungen wird zu einer Selffulfilling Prophecy. Wie ein Hintergrundprogramm auf unserem Computer wird sie in unserem Unterbewusstsein abgespeichert, das jeden Gedanken für bare Münze nimmt und unsere Vorstellungen sofort als Befehl auffasst. Umgehend macht es sich an die Arbeit, unsere Erwartungen und inneren Bilder vom unerfreulichen Alter schnellstmöglich in die Tat umzusetzen. Und wie hochwirksam unsere Vorstellungen sind, ja dass sie sogar körperliche Reaktionen auslösen, haben Sie ja zu Beginn dieses Kapitels am Beispiel der Zitrone erlebt. Wissenschaftler konnten sogar beobachten, wie sich die DNA von Testpersonen innerhalb von Sekunden veränderte, wenn sie ihr Denken änderten. Man kann heute anhand der Analysen von Molekülen tatsächlich nachweisen, wie trübe Gedanken zu Krankheiten beitragen. Mit der traurigen Folge, dass Menschen, die zu Depressionen neigen, fast dreimal so häufig einen tödlichen Herzinfarkt erleiden wie Nicht-Depressive gleichen Alters. Wer dagegen optimistisch und zuversichtlich ist, erholt sich auch schneller nach Operationen. Nachgewiesenermaßen verdickt sich der Bypass nach einer Herz-OP bei optimistischen Patienten viel langsamer als bei Menschen mit einem eher pessimistischen Weltbild.

Ich hatte mir das Alter immer reizend und viel reizender als die früheren Lebensepochen gedacht, und nun, da ich dahin gelangt bin, finde ich meine Erwartungen fast übertroffen.
WILHELM VON HUMBOLDT

»Ich werd' dann mal jünger«

Aber müsste man sich, wenn man sich »alt« denken kann, nicht auch »jünger« denken können? Eine gute Frage, dachte sich auch die amerikanische Psychologin Ellen Langer, die durch sie 1979 zu einem spektakulären Experiment mit älteren Menschen inspiriert wurde, dessen Ergebnis die Sicht auf das Altern entscheidend beeinflussen sollte. Ellen Langer lud sechzehn Männer zwischen Ende siebzig und Anfang achtzig für fünf Tage in ein Kloster ein. Es war aber kein »normales Kloster« – sie hatte es eigens für ihre Studie einrichten und verändern lassen.

Als die Männer im Kloster eincheckten, staunten sie nicht schlecht: Sie betraten eine Welt, in der die Zeit zwanzig Jahre zurückgedreht war. Im Foyer gab es Filme wie ›Ben Hur‹ – natürlich nur in Schwarz-Weiß – oder Shows, die in den fünfziger Jahren das Publikum vor dem Fernseher versammelten. Aus dem Radio klang die Musik von Nat »King« Cole, und in den Retro-Sitzecken lagen überall alte Ausgaben des ›Life Magazins‹ und der ›Saturday Evening Post‹, um darin schmökern zu können. Ellen Langer teilte die Männer in drei Guppen ein.

Die der ersten Gruppe erhielten den Auftrag, sich vorzustellen, dass sie tatsächlich im Jahr 1959 lebten und sich auch wieder so jung wie damals fühlten. Ihr Leben nach 1959 und alles, was sich darin abgespielt hatte, sollten sie in den folgenden Tagen möglichst »vergessen«. Die andere Gruppe sollte sich mithilfe der Einrichtung, der Fernseh- und Radiosendungen und der Magazine lediglich an das Jahr 1959 erinnern – ihr Leben danach durfte aber weiterhin im Bewusstsein bleiben.

Das Ergebnis des Experiments war höchst erstaunlich. Alle Männer hatten sich allein durch die Beschäftigung mit einer früheren Lebensphase tatsächlich verjüngt. Diejenigen der ersten Gruppe aber, die sich vorstellen sollten, wirklich im Jahr 1959 zu leben, hatten noch deutlich stärkere Verjüngungseffekte als die zweite Gruppe. Sie hatten wieder beweglichere Gelenke und mehr Kraft in den Fingern und ihre Wirbelsäule hatte sich aufgerichtet, sodass sie auch an Körpergröße wieder gewonnen hatten. Sie konnten besser hören und sehen und sich auch besser erinnern als vor der Studie.

Da fragt man sich natürlich, wie so ein »Verjüngungswunder« geschehen konnte. Die Antwort ist verblüffend einfach: Die Männer, die »jünger« geworden waren, hatten sich tatsächlich auch jünger gefühlt. Dadurch hatten sie in ihrem Gehirn einen Prozess in Gang gesetzt, der ihre Erinnerung daran aktivierte, wie sie selbst vor zwanzig Jahren gewesen waren. Plötzlich waren die Bilder und Vorstellungen aus dieser Zeit wieder da. Dies wiederum startete komplexe körperchemische Vorgänge, die sich positiv auf die Körperzellen auswirkten. Dieses Experiment demonstriert eindrucksvoll, dass sich Altern keineswegs auf der rein körperlichen Ebene abspielt, sondern ebenso mit unserem Kopf beeinflusst und in die eine oder andere Richtung gesteuert werden kann. Wir können also tatsächlich mit unserem Denken dafür sorgen, wie schnell oder langsam unser Alterungsprozess abläuft.

Schnell dahingesagte Sätze wie »Es ist eben kein Vergnügen, älter zu werden«, »Das kann ich eben nicht mehr« oder »Das ist nichts mehr für mich« sollten Sie daher in Anbetracht der Männer im Kloster und in dem Wissen, wie Ihre Gedanken Ihre Realität steuern, lieber nochmals überdenken, bevor Sie sie das nächste Mal aussprechen. Noch besser: Sie streichen sie komplett. Machen Sie es stattdessen wie Picasso, der einmal gesagt hat: »Es dauert lange, bis man jung wird.«

Die »Ich-bleib-dann-mal-jünger«-Collage

Eine wunderbare Methode, sich mit dem eigenen Älterwerden zu beschäftigen, ist, eine Collage mit all dem zu basteln, was Ihr Leben künftig ausmachen soll und wie Sie sich fühlen wollen. Dafür benötigen Sie zwei bis drei Stunden Zeit, alte Zeitschriften, Fotos und Prospekte, eine Schere und einen Klebestift. Dann einfach die Überschriften und Bilder heraussuchen, die Sie ansprechen, ausschneiden und auf einer großen Unterlage neu zusammenpuzzeln. Sie können dabei auch mit anderen Materialien, dekorativen Stiften, Wasser-, Öl- oder Acrylfarben experimentieren. Eine solche Collage zu kreieren macht großen Spaß und am Ende haben Sie ein ganz persönliches Werk geschaffen, das Ihnen jedes Mal, wenn Sie es ansehen, neue Impulse und frische Kraft schenkt. Und das Beste: Den Platz, den Ihre alten, vielleicht mit Sorgen oder Ängsten besetzten Bilder vom Alter eingenommen haben, haben Sie jetzt durch stärkende und inspirierende Bilder besetzt.

Ich habe gute Zeiten gehabt und beabsichtige, noch viel bessere zu haben.
PRENTICE MULFORD

An dem Sprichwort »Man ist so alt, wie man sich fühlt« ist also tatsächlich eine Menge dran. Genauso gut könnte man sagen: »Man ist so jung, wie man sich denkt.« Dennoch kann es erschrecken, wenn wir der Wahrheit ins Gesicht blicken und begreifen, dass unsere zweite Halbzeit angebrochen ist. Das tut weh, da macht sich vielleicht Trauer über schwindende Kräfte, nicht gelebte Träume und verpasste Chancen breit. Diese schmerzliche Realität müssen wir erst einmal verarbeiten. Wenn wir aber durch diesen Schmerz hindurchgehen, kann etwas Neues entstehen.

Es geht daher darum, unser Älterwerden als Teil unseres Lebensprozesses zu akzeptieren, es aber nicht mit den Defizitmodellen zu verknüpfen, sondern mit motivierenden, starken und positiven Bildern. Eine positive Haltung ist immer hilfreich, weil sie unser Handeln beeinflusst. Leistungssportler wissen das. Sie wollen Gold, um wenigstens Silber zu bekommen. So ist das auch mit unserem Alter. Je selbstverständlicher wir mit ihm umgehen, je mehr wir für unsere Lebensfreude tun und die Vorteile unseres Älterwerdens genießen und je weniger wir uns von Schreckensvisionen des Alters Angst einjagen lassen, desto besser sind unsere Aussichten, lange jung zu bleiben und fit und gesund älter zu werden. Und die zweite Halbzeit im Spiel des Lebens zu verlängern.

»Wie denke ich über das Älterwerden?«

Nehmen Sie sich für die folgenden Fragen bitte viel Zeit, setzen Sie sich an Ihren Lieblingsplatz und machen Sie es sich so richtig gemütlich. Die Auseinandersetzung mit dem Alter und dem eigenen Älterwerden ist eine intensive Angelegenheit. Es reicht daher völlig, wenn Sie nur eine Frage pro Tag beantworten.

Wie denke ich über das Alter? Welche Klischeebilder vom Alter habe ich?

Wie denke ich über mein eigenes Älterwerden?

Welche älteren oder nach meinem Verständnis alten Menschen kenne ich, die ich bewundere? Das kann jemand aus meinem Freundes- oder Bekanntenkreis, meinem Arbeitsumfeld oder auch ein Schauspieler, Politiker, Musiker oder Künstler sein. Wen, der viel älter ist als ich, habe ich sogar als Vorbild – als Mensch oder auch deshalb, weil er so toll »altert«? Was genau bewundere ich an dieser Person? Was davon finde ich nachahmenswert?

Welche positiven Seiten hat es für mich, älter zu werden?

Wie sehe ich mich, wenn ich älter werde? (Denken Sie hier an Ihre Gedanken aus dem Impuls auf Seite 103.) Wie will ich mit siebzig, achtzig oder neunzig sein? Was möchte ich dann machen? Was erleben?

____

____

____

Glück hält jung!

»Nichts macht so alt wie das Glück«, hat Oscar Wilde einmal gesagt. Oder anders ausgedrückt: Nichts hält so lange jung wie das Glück!

Aber was ist denn eigentlich Glück? Ist es reine Glückssache, ob wir welches haben oder nicht? Kann man sich sein Glück verdienen, es strategisch planen, oder ist es ein unerwartetes Geschenk? Würde man dies jeden Menschen auf der Welt fragen, würde man wahrscheinlich 7,8 Milliarden verschiedene Antworten bekommen. Für Albert Schweitzer, der auch Arzt war, bedeutete Glück »einfach eine gute Gesundheit und ein schlechtes Gedächtnis«, Aristoteles fand, Glück sei Selbstgenügsamkeit und Muße. Seiner Ansicht nach ist es enorm hilfreich, über freie Zeit zu verfügen, um Glückseligkeit zu erfahren. Und die moderne Glücksforschung sagt: Glück ist das Zusammenspiel aus materieller Sicherheit, sozialen Beziehungen und einem höheren Lebenszweck. Auf jeden Fall ist Glück in den seltensten Fällen ein Glücksregen, der alle Jubeljahre auf uns herabfällt, uns in Ekstase versetzt und glückstrunken durch die Gegend taumeln lässt. Wissenschaftler teilen Glück daher in zwei Kategorien ein: In der einen manifestiert es sich als Rausch, als Hochgefühl, das sich schnell wieder verflüchtigt, in der anderen als grundsätzliche Zufriedenheit. Letztere ist nachhaltiges Glück, das wir täglich bei vielen Gelegenheiten erleben können – wenn wir es durch unsere Gedanken und unser Verhalten vorher gesät haben.

Denn Glück ist eine Formel. Es stellt sich als Folge positiver Gedanken und Gefühle ein, zu denen Neugier, Leidenschaft, Herzlichkeit und Freundschaft ebenso gehören wie das aufmerksame Erleben der Gegenwart sowie – wir wissen es aus dem letzten Kapitel – Bewegung und die damit verbundene Fürsorge für unseren Körper. Unsere Gefühle werden im Wesentlichen von Hormonen gesteuert, deren Job es ist, uns geistig und körperlich fit und gesund zu halten. Und die sogenannten Glückshormone, die ausgeschüttet werden, wenn wir uns gut fühlen, wenn wir Liebe, Wertschätzung, Ankerkennung und Dankbarkeit erleben, wenn wir genießen, lachen und Spaß haben – diese Glückshormone sind in der Lage, unseren natürlichen Alterungsprozess zu verlangsamen und uns jugendlich aussehen zu lassen. »Die Natur hat dafür gesorgt, dass es, um glücklich zu leben, keines großen Aufwands bedarf – jeder kann sich selbst glücklich machen«, erkannte schon der römische Dichter und Philosoph Lucius Annaeus Seneca. Als hätte er schon vor zweitausend Jahren gewusst, dass wir tatsächlich eine Glücksfabrik in uns haben.

Wir können uns selbst glücklich machen

Dass Seneca mit seiner Behauptung absolut richtigliegt, haben Mediziner und Psychologen durch eine Fülle an Studien belegt. Tatsächlich können wir uns selbst glücklich machen, weil Glück immer auch »Erwartungsmanagement« ist, also die Art und Weise, wie wir mit dem, was uns widerfährt, umgehen. Setzen wir unsere Erwartungen zu hoch an und werden dann enttäuscht, sind wir unglücklich. Haben wir aber keine übersteigerten Erwartungen und werden dann angenehm überrascht, freuen wir uns und sind glücklich. Grund genug, das Älterwerden nicht als Bedrohung, sondern als eine Zeit voller Möglichkeiten zu erleben und uns das, was wir im und über das Leben gelernt haben, zunutze zu machen – uns also beispielsweise über das zu freuen, was gut läuft, und uns nicht mehr wegen jeder Kleinigkeit zu stressen. Schließlich haben wir inzwischen x-mal erlebt, dass sich viele Dinge von selbst regeln – und das oft besser, als wenn wir eingegriffen hätten. Menschen im Ruhestand, die ihre lebenslang erworbenen Fähigkeiten in ihrer neuen Freiheit zu nutzen wissen, sind daher oft viel glücklicher, als sie es mit dreißig waren.

»Was ist in meinem Leben gerade richtig gut?«

Glück und Zufriedenheit sind unsere wichtigsten Ressourcen. Aus ihnen holen wir uns unsere Kraft, sie sorgen dafür, dass wir uns körperlich und geistig wohlfühlen und den Herausforderungen des Alltags gut gerüstet gegenübertreten können.

Zücken Sie Stift und Notizbuch oder öffnen Sie Ihre Glücksdatei und notieren Sie, was in Ihrem Leben gerade gut ist und worauf Sie sich so richtig freuen.

Das Glück kommt zu denen, die lachen.

JAPANISCHES SPRICHWORT

Wir machen unser Glück aber auch mithilfe unseres Körpers selbst. Glücksgefühle sind nämlich vor allem ein chemischer Prozess, bei dem unser Körper Glückshormone wie Serotonin und Endorphine, Oxytocin, Östrogen, Testosteron, Prolaktin, Adrenalin und Somatotropin produziert. Endorphine haben eine schmerzlindernde und beruhigende Wirkung, sie sorgen dafür, dass wir Stress besser aushalten, und bescheren uns einen tiefen und ruhigen Schlaf. Serotonin und Endorphine wirbeln auch beim Küssen durch unser Blut, ja Küssen soll sogar das Leben verlängern, weil wir noch Monate danach von den positiven Effekten zehren. Und natürlich strömen Glückshormone beim Lachen durch uns. Charlie Chaplins berühmter Ausspruch »Ein Tag, an dem du nicht gelacht hast, ist ein verlorener Tag« bekommt mit dem Wissen um die Alterungsprozesse in unserem Körper nochmals eine ganz neue Bedeutung. Denn Lachen hat einen solch enormen Verjüngungseffekt auf unsere Zellen, dass wir jede Gelegenheit zum Lächeln, Lachen, Glucksen, Prusten und Kichern nutzen sollten.

Lachen – der vergnüglichste Jungbrunnen

Wenn wir lachen, sagen wir unserem Körper: »Hey – das Leben ist schön!«, und er kurbelt die Produktion der Glückshormone an, mit denen wir uns sofort besser und zufriedener fühlen. Und auch gesünder werden. Denn während die Endorphine freigesetzt werden, wird die Ausschüttung des Stresshormons Adrenalin unterdrückt. Diese kurzzeitigen Veränderungen im Hormonhaushalt können so stark sein, dass sie sogar dabei helfen, Schmerzen zu lindern. Mit Lachen stärken wir auch unser Immunsystem, was wiederum unsere Selbstheilungskräfte anregt. Mal ganz abgesehen davon, dass wir, wenn wir uns vor Lachen den Bauch halten müssen, rund achtzig Muskeln bewegen. Lachen ist daher ein perfektes und höchst vergnügliches Muskeltraining, das die Bauch- und Rückenmuskulatur fast annähernd so stark trainiert wie Krafttraining. Und ganz nebenbei befreien wir uns auch noch von angestauten negativen Gefühlen, da sich beim Lachen unsere Muskeln lockern. Und – ganz wichtig: Mit jedem Lachen tun wir viel für unsere jugendlichere Ausstrahlung. Weil unsere Haut besser durchblutet wird, was man an unserem rosigeren und frischeren Teint sofort sieht.

Kuscheln bitte!

Und wenn wir schon bei Glückshormonen sind – auch Kuscheln ist ein wunderbares Mittel, um jünger zu bleiben. Denn jedes Mal, wenn wir uns an unseren Lieblingsmenschen schmiegen, jemanden in den Arm nehmen, selbst gedrückt werden, uns mit unserer Lieblingslotion verwöhnen oder unser Haustier streicheln, schüttet unser Körper das Hormon Oxytocin aus, das zu den großen Glücklichmachern in uns zählt. Man vermutet, dass allein schon der Gedanke an unseren Lieblingsmenschen unseren Körper dazu bringt, die Oxytocin-Schleusen zu öffnen. Wenn also mal niemand zum Kuscheln oder Umarmen da ist, können Sie sich diese liebevollen Berührungen einfach vorstellen. Oder Sie schauen sich auf YouTube Filme von niedlichen Hundewelpen, Kätzchen oder Babys an. Dann sprudelt das Oxytocin auch.

!

Liebe schützt vor Alter

Liebe macht glücklich, sie hält Körper und Seele gesund und jung. Während jede Zigarette das Leben verkürzt, soll es der Sex mit einem Menschen, den man liebt, verlängern. Wie sagte Coco Chanel so schön: »Alter schützt vor Liebe nicht, aber Liebe vor dem Altern.«

Umgang mit schwierigen Gefühlen

Nun ist es natürlich leicht, positive Gedanken zu haben, wenn die Welt in Ordnung ist. Doch sobald es nicht gut läuft, wir uns über etwas ärgern oder schlecht gelaunt sind, wird es schwierig, der Situation auch noch etwas Positives abzugewinnen. Schlechte Laune, Wut und Ärger aber bedeuten Stress und Stress macht alt, weil die Stresshormone unseren Körper belasten – denken Sie nur an den »dicken Hals« der Pessimisten auf Sardinien. Daher ist es gut, mit negativen Gefühlen, die sich nun mal nicht komplett vermeiden lassen, möglichst konstruktiv umzugehen. Eines der wirkungsvollsten und schnellsten Mittel gegen negatives Denken, Unzufriedenheit und schlechte Laune ist Dankbarkeit. »Nicht das Glücklichsein führt zur Dankbarkeit, sondern die Dankbarkeit zum Glücklichsein«, sagt der Benediktinermönch David Steindl-Rast. Recht hat er. Denn dankbare Menschen fühlen sich tatsächlich besser und sind optimistischer, erfolgreicher und gesünder als Menschen, die keine Dankbarkeit empfinden.

Wenn Sie mal wieder so richtig schlechte Laune haben, dann suchen Sie in Ihrem Leben nach etwas, für das Sie zutiefst dankbar sind. Wenn Sie die Dankbarkeit richtig spüren können, ist Ihre schlechte Laune zwar meist nicht gleich wie weggeblasen, aber doch um vieles weniger heftig als zuvor.

!

»Mensch ärgere Dich nicht«

Wenn Sie sich schnell aufregen und fürchterlich ärgern, haben Sie auch mehr schädliche Stresshormone im Blut. Daher ist es gut, den Ärger in Grenzen zu halten und nach Möglichkeit nicht allzu groß werden zu lassen. Was prima gelingt, indem Sie sich ablenken. Zum Beispiel so: Sobald Sie das nächste Mal ärgerlich werden, spielen Sie einfach eine neue Variante des Klassikers »Mensch ärgere Dich nicht« und buchstabieren Sie das »Wohlfühl-ABC«: Nehmen Sie das »A« und überlegen Sie sich drei Dinge, die Sie mit Freude und Wohlfühlen verbinden. Also vielleicht »Auto fahren«, »abends fernsehen«, »ausgehen«. Dann nehmen Sie den Buchstaben »B« und machen das Gleiche: »Bienenstich essen«, »beim Kochen Musik hören«, »baden«. Wenn Ihnen nicht sofort etwas einfällt, dürfen Sie auch großzügig sein und improvisieren, Hauptsache, der Buchstabe kommt vor. Wenn Sie dies mit zehn oder mehr Buchstaben des Alphabets durchgespielt haben, werden Sie merken, dass Ihr Ärger schon abgeflaut ist. Weil Ihr Gehirn sich mit anderen Themen beschäftigt hat. Mit der bewussten Konzentration auf schöne, erfreuliche Dinge sorgen Sie nicht nur dafür, dass Ihr Stresspegel sinkt – Sie lassen gleichzeitig auch Ihre biologische Uhr langsamer ticken.

Die kindliche Lebensfreude wiederentdecken

Erinnern Sie sich noch daran, wie Sie sich als Kind freuten, wenn Sie endlich – endlich! – das langersehnte Objekt Ihres Herzens bekamen? Und es dann feierlich auspackten und ungläubig betrachteten, weil Sie kaum fassen konnten, dass Sie diese wunderbare Sache jetzt in Händen hielten? Ich erinnere mich noch gut daran, wie ich mir als Zwölfjährige von meinem Taschengeld eine sehr preiswerte Geige kaufte. Ich wollte immer Geige spielen, durfte aber nicht, weil ich schon Klavierunterricht hatte. Ich habe dann gespart, mein Sparschwein geknackt und selbst die Telefonnummer gewählt, die auf dem Zettel mit dem Titel »Geige zu verkaufen« am Schwarzen Brett in der Musikschule hing. Herrje, war das alles aufregend! Und ich werde den Tag nie vergessen, als mir mein Bruder nach der Schule das Instrument mitbrachte, weil es ein Lehrer von ihm war, der es verkaufte. Zu Hause habe ich dann erst einmal ehrfürchtig vor dem verschlossenen Koffer gesessen, bis ich ihn schließlich ganz langsam öffnete und behutsam »meine Geige« herausnahm. Ein echter Glücksrausch strömte da durch mich hindurch, den ich immer wieder spürte, wenn ich nur an die Geige dachte und sie spielte. Meine Familie allerdings teilte dieses Glück nicht und war weniger begeistert über die neue Mitbewohnerin und die schrägen Quietschtöne, die ich voller Leidenschaft produzierte.

Zu welcher Freude wir früher fähig waren! Heute sind wir ja oft so abgeklärt und fast alles ist selbstverständlich für uns. Wir täten gut daran, wieder spielerischer mit dem Leben umzugehen, ab und an etwas ganz Verrücktes zu tun, auch uns selbst ein Geschenk zu machen, das uns wieder diesen kindlichen Glanz in die Augen zaubert. Und nicht immer alles so ernst und schwer, sondern durchaus auch mit Humor zu nehmen.

Ich lebe nach dem Grundsatz: Genieße das Leben bedingungslos. Leute sagen: »Wenn ich so gesund wäre wie Sie oder so reich – oh, dann würde ich das Leben auch genießen.« Das ist falsch. Ich wäre glücklich, selbst wenn ich krank in einem Hospitalbett läge. Es muss von innen her kommen. Das ist das Wichtigste und ich hoffe, dass ich es auch meinen Kindern vermitteln konnte, durch Beispiel und Gespräch: keine Bedingungen zu stellen, das Leben als etwas Wundervolles zu begreifen, es zu genießen, jeden Tag, in vollen Zügen.

ARTHUR RUBINSTEIN

Erste Hilfe bei Glücksmangel

Hier sind einige Vorschläge, was Sie in Zeiten der Glücksdürre und schlechten Laune tun können:

- Legen Sie in Ihrem Notizbuch eine Liste an, die alle guten Dinge und Komplimente enthält, die Sie bekommen und für die Sie ja auch gesorgt haben. Dabei kann es um eine nette Mail gehen, die Sie geschrieben haben und über die sich jemand richtig gefreut hat, Ihr Outfit, das die Kollegin toll fand, oder das wunderbare Essen, das Sie für Freunde gekocht haben. Wenn Sie all dies notieren und es an guten Gefühlen einmal mangelt, müssen Sie nur in Ihre Liste schauen, und schon fühlen Sie sich besser.
- Machen Sie sich ruhig auch selbst öfter ein Kompliment und schreiben Sie es gleich in Ihre Glücksliste.
- Wenden Sie sich Ihrem Körper bewusst zu, indem Sie sich eine Massage gönnen oder sich mit einer duftenden Creme verwöhnen.

- Singen Sie! Mit fröhlichen Liedern auf den Lippen schütten Sie sofort Glückshormone aus, die Ihre Stimmung aufhellen und Ihnen eine junge und positive Ausstrahlung verleihen. Singen können Sie überall. Wenn Sie möchten, dass es niemand hört, dann machen Sie den »Klassiker« und singen unter der Dusche oder im Auto.
- Tanzen Sie! Auch Tanzen macht erwiesenermaßen durch die Bewegung und den Swing der Musik glücklich.
- Genießen Sie! Ein köstliches Heißgetränk, Ihr Lieblingseis, ein besonderes Essen, das Sie sich selbst kochen oder in einem Restaurant zu sich nehmen.
- Denken Sie darüber nach, was in Ihrem Leben alles gut ist, und bedanken Sie sich dafür. Schreiben Sie ein Post-it mit »Danke sagen!« und kleben Sie es an eine Stelle, die Sie oft im Blick haben.
- Lassen Sie Ihre Seele einmal wieder so richtig baumeln. Beim Blick aus dem Fenster, in die Natur, auf das Meer oder einen See. Beim Spaziergang, beim Vor-sich-hin-Träumen oder beim bloßen Dasein und Nichtstun.
- Holen Sie sich eine Umarmung oder umarmen Sie selbst jemanden. Der Kontakt tut gut und schenkt auch dem anderen das Gefühl, etwas Kostbares geben zu können.
- Helfen Sie einem Menschen, der Unterstützung benötigt. Die Freude, die Sie anderen machen, werden auch Sie selbst verspüren.

Wunderbar geeignet, um sich die Kostbarkeit des »Jetzt« vor Augen zu führen und dessen Bedeutung für unser Lebensglück zu verstehen, ist das folgende Gedicht, in dem alles, was wir zu einem glücklichen Leben benötigen, zusammengefasst ist:

Achte gut auf diesen Tag,
denn er ist das Leben – das Leben allen Lebens.
In seinem kurzen Ablauf liegt alle Wirklichkeit
und Wahrheit des Daseins, die Wonne des Wachsens,
die Herrlichkeit der Kraft.
Denn das Gestern ist nichts als ein Traum
und das Morgen nur eine Vision.
Das Heute jedoch – recht gelebt –
macht jedes Gestern zu einem Traum voller Glück
und das Morgen zu einer Vision voller Hoffnung.
Darum achte gut auf diesen Tag.

AUS DEM SANSKRIT

»Was sind meine Glücksquellen?«

Dankbarkeit, Erfolgserlebnisse, Nähe, das Gute an uns selbst, an anderen und dem Leben sehen, Freude haben an dem, was wir gerade tun, Neues lernen, hören oder sehen – all das macht uns glücklich und hält uns jung. Die folgenden Fragen helfen Ihnen dabei, Ihre Glücksquellen täglich sprudeln zu lassen.

Wann war ich das letzte Mal so richtig glücklich? Was war der Grund dafür?

____

____

____

Was zaubert mir ein Lächeln auf das Gesicht, wenn ich nur daran denke? An welche Ereignisse erinnere ich mich immer wieder richtig gern?

Was baut mich garantiert auf, wenn ich niedergeschlagen bin?

Womit kann ich mir selbst immer wieder eine Freude machen?

Bei wem könnte ich Nähe und Zärtlichkeit bekommen, wenn ich sie brauche?

Was kann ich sofort umsetzen, um mich glücklicher zu fühlen?

Vom richtigen Umgang mit Stress

Lässt Stress uns schneller altern? Ja und nein. Er lässt unsere Lebensuhr schneller ticken, wenn er uns über längere Zeit psychisch belastet, wir keine Möglichkeit zur Erholung haben und unter ihm leiden. Dann macht er unsere Zellen alt, weil er unsere Telomere schädigt und dadurch die Entstehung von Herz-Kreislauf-Erkrankungen, Depressionen oder sogar Krebs gefördert wird. Denn wenn wir unter Dauerstress stehen, weil wir beispielsweise ständigen Termindruck haben, haben wir auch zu viel von den Stresshormonen Noradrenalin, Adrenalin und Cortisol in uns. Sie wirken wie Giftstoffe in unserem Körper. Vor allem Cortisol verhindert, dass das Enzym Telomerase in unseren Zellen aktiv werden kann, um beschädigte Telomere zu reparieren. Die Telomere verkürzen sich ungehindert und unser Alterungsprozess schreitet schneller voran, als es sein müsste.

Ganz anders verhält es sich mit dem sogenannten guten Stress, dem Eustress, der uns dabei unterstützt, dass wir uns wohlfühlen, etwas leisten wollen, unsere Aufgaben erledigen und uns weiterentwickeln. Der hält uns jung und kann uns sogar glücklicher, gesünder und stärker machen. Wir erleben ihn etwa während eines turbulenten Arbeitstags oder bei der Vorbereitung eines großen Ereignisses. Glück zahlt direkt auf unser Lebenszeitkonto ein. Unser Gehirn merkt sich nämlich solche Erfahrungen und je häufiger uns nach stressigen Situationen Glücksgefühle durchströmen, desto weniger bedrohlich erleben wir Stress.

?

Stimmt es, dass Stress schadet, wenn man denkt, er schadet?

Es ist tatsächlich nicht der Stress, der uns schadet, sondern die Art, wie wir mit ihm umgehen. Stress ist nämlich immer auch eine Frage der Einstellung: Wissenschaftlich belegt ist, dass Menschen, die glauben, Stress schade ihrer Gesundheit, tatsächlich ein höheres Risiko haben, früher zu sterben. Wer dagegen meint, Stress gehöre zum Leben und belebe mehr, als dass er schade, ist stressresistenter und hat ein niedrigeres Sterberisiko.

!

Stress und graue Haare

Sie haben sicherlich auch schon von Menschen gehört, die über Nacht graue Haare bekommen haben. So schnell geht es normalerweise nicht, aber Stress ist tatsächlich eine mögliche Ursache für vorzeitiges Ergrauen. Wissenschaftler der Harvard University haben herausgefunden, dass Stress unser sympathisches Nervensystem aktiviert, das für die Kampf- oder Fluchtreaktion zuständig ist. Dabei kommt es zu einer dauerhaften Schädigung der pigmentregenerierenden Stammzellen in den Haarfollikeln, die sich nicht mehr rückgängig machen lässt. Außer natürlich durch Färben. Doch inzwischen machen dies immer weniger Menschen, graue oder auch weiße Haare haben sich bei jungen Frauen und Künstlerinnen regelrecht zum Trend entwickelt.

Der Gelassenheitsspruch

Kennen Sie das kurze Gelassenheitsgebet, das dem amerikanischen Theologen Reinhold Niebuhr zugeschrieben wird? Die Menschen, die es sprechen, um besser mit den Herausforderungen des Alltags umgehen zu können, erleben es als extrem unterstützend. Wollen Sie es auch mal versuchen? Wenn Sie nicht an Gott glauben, lassen Sie die Anrede einfach weg:

(Gott), gib mir die Gelassenheit, die Dinge hinzunehmen, die ich nicht ändern kann, den Mut, die Dinge zu ändern, die ich ändern kann, und die Weisheit, das eine vom anderen zu unterscheiden.

Change it, love it, leave it

Unser Stress ist im wesentlichen Kopfsache, er ist immer die Folge davon, wie wir eine Situation bewerten. Ängstigt sie uns? Oder fühlen wir uns stark genug, sie zu bewältigen? Ist Letzteres der Fall, empfinden wir den Stress schon als weniger bedrohlich. Nehmen wir zum Beispiel eine Präsentation im Job. Wenn wir genug Zeit haben, sie vorzubereiten, sind wir wahrscheinlich auch aufgeregt, wenn es so weit ist. Aber wir haben das Thema durchdrungen und fühlen uns sicher. Müssen wir dagegen von einem Tag auf den anderen ein komplexes Thema vorstellen, sieht die Sache schon anders aus und kann uns ganz schön stressen.

Grundsätzlich haben wir immer drei Möglichkeiten, mit Stress oder Situationen, in denen wir uns belastet oder nicht wohl fühlen, umzugehen: Change it, love it, leave it.

»Change it« heißt, wir verändern die Situation. Wir schauen also, um bei obigem Beispiel zu bleiben, dass wir die Präsentation vielleicht doch auf einen späteren Zeitpunkt verschieben und so den Druck herausnehmen können. Oder wir klären, ob sie nicht vielleicht ein Kollege übernehmen kann, der mit dem Thema vertrauter ist. Die Frage hinter »Change it« lautet: Wie und wo kann ich es mir leichter machen und mir Unterstützung holen?

»Love it« bedeutet, wir hadern nicht länger damit, dass wir diese Präsentation machen müssen, wir erkennen sie als unseren Job an. Sie wird dann vielleicht nicht so perfekt, wie sie hätte sein können, wenn wir mehr Zeit zur Vorbereitung gehabt hätten. Aber im Rahmen unserer Möglichkeiten wird es unter den aktuellen Bedingungen auch okay sein. Eine Situation zu akzeptieren gelingt, wenn wir aufhören, uns gegen sie zu wehren, und versuchen, sie aus einer anderen Perspektive zu betrachten.

Mit »Leave it« haben wir die dritte Alternative, mit der stressigen Situation umzugehen: Wir verlassen sie. Wenn solche »Überfälle« – wie kurzfristig eine anspruchsvolle Präsentation zu erstellen – immer wieder vorkommen, Druck an diesem Arbeitsplatz an der Tagesordnung ist und wir daran weder etwas ändern können noch ihn akzeptieren wollen, haben wir immer auch die Möglichkeit auszusteigen. Für unser Beispiel heißt dies: Wir sollten uns überlegen, ob wir den richtigen Job haben.

Change it – love it – leave it

Kleben Sie sich ein Post-it mit »Change it – love it – leave it« überall dorthin, wo Sie oft hinschauen: auf das Telefon, den Bildschirm, die Kühlschranktür, den Badezimmerschrank. Je sichtbarer der Satz in Ihrem Alltag ist, desto mehr verinnerlichen Sie ihn und desto wahrscheinlicher wird, dass Sie sich bei der nächsten Stresssituation an ihn erinnern und entsprechend handeln können.

Die Stressenergie abfließen lassen

Es gibt unendlich viele effektive Möglichkeiten, Stressenergie abfließen zu lassen. Die Klassiker Sport, Yoga oder entspannende Bäder sind nur einige davon. Wenn die Gedanken Achterbahn fahren, hilft auch, sich hinzusetzen und etwas mit den Händen zu machen: basteln, an Autos schrauben, etwas reparieren, malen, aufräumen, putzen, musizieren oder kochen. Das macht den Kopf frei, schon nach wenigen Minuten wird man ruhiger und zusätzlich freut man sich darüber, dass man kreativ war und etwas geschaffen hat.

Nehmen Sie sich daher immer wieder bewusst Auszeiten, tun Sie, was Sie erfreut, schalten Sie einen Gang runter, kommen Sie zur Ruhe. So tragen Sie dazu bei, Ihr Leben zu verlängern und jünger auszusehen, weil die schädlichen Stresshormone nicht zu lange in Ihrem Körper herumwirbeln. Hier sind Anregungen, was Sie bei akutem Stress tun können:

▷ Einfach atmen

Die beste und schnellste Entspannung gelingt mit bewusstem Atmen. Atmen ist Leben, beim Einatmen versorgen wir unseren Körper mit frischem Sauerstoff, beim Ausatmen verlässt der verbrauchte Sauerstoff unseren Körper wieder. Es gibt unzählige Studien dazu, die belegen, dass bewusstes Atmen Stress sofort enorm reduziert. Wenn Sie also das nächste Mal in einer Situation sind, in der Ihnen alles zu viel wird, dann nehmen Sie sich zwei bis drei Minuten Zeit, setzen sich aufrecht auf Ihren Stuhl oder stellen sich ans offene Fenster und atmen bewusst durch die Nase langsam ein und durch den Mund langsam wieder aus. Sie können dazu auch die Arme baumeln lassen und ausschütteln. Werfen Sie sie nach oben und lassen Sie sie dann fallen, so als würden Sie sämtlichen Ballast von sich schleudern. Das löst die Verspannungen in Ihren Muskeln und trägt insgesamt zu Ihrer Entspannung bei. Sich rekeln, recken und strecken hat denselben Effekt. Machen Sie es sich zur Gewohnheit, täglich einige Minuten innezuhalten, Ihren Atem zu beobachten und kleine Entspannungsübungen wie das Armausschlagen und Dehnen einzubauen.

▷ Bewegung und Sport

Mit den Wunderwirkungen des Sports haben wir uns ja schon im letzten Kapitel beschäftigt. Sport ist außerdem ein perfekter Entstresser, weil er glücklich macht und die Aktivität der Telomerase ankurbelt. Bei Stress ist Ausdauertraining wie Laufen ein ideales Mittel, da es langfristig die Ausschüttung der Stresshormone Adrenalin und Noradrenalin reduziert. Aber auch ein flotter Spaziergang, bei dem Sie bewusst tief ein- und ausatmen, reduziert den Stresshormonpegel im Körper.

▷ Meditation und Achtsamkeit

Genauso wie Sport bringt auch regelmäßiges Meditieren die Telomerase-Aktivität in Schwung. Meditation hat einen beruhigenden Effekt auf Körper und Geist und verringert dadurch das Stressempfinden. Sie müssen sie nicht erlernen, Sie können bereits meditieren. Denn Meditation ist alles, bei dem Sie komplett abschalten und was Sie die Welt um sich herum vergessen lässt. Ob Sie basteln, duschen, ein Modellflugzeug bauen, sich die Zähne putzen oder spazieren gehen – jede bewusst ausgeführte Handbewegung, jede Berührung mit dem Material bietet Ihnen die Chance, ganz in der Gegenwart anzukommen und Abstand von Hektik und Termindruck zu gewinnen. Selbst die Fahrt in öffentlichen Verkehrsmitteln ist ein probates Trainingsfeld. Wie bewegen sich die anderen Fahrgäste? Was machen sie? Wie riecht es? Welche Geräusche sind im Bus? Nehmen Sie einfach nur wahr und bewerten Sie nichts. Achtsam mit der Welt um uns herum umzugehen führt immer auch dazu, dass wir mehr Zeit haben, auf uns selbst zu achten. Und uns besser auf das fokussieren können, was uns wirklich wichtig ist.

Entstressen mit Genuss

Für die folgende Übung können Sie Ihre Kaffeepause im Büro oder zu Hause prima nutzen. Sie trainieren damit neben Achtsamkeit auch Ihre Genussfähigkeit – eine wichtige Entspannungsstrategie, die zur effektiven Erholung beiträgt.

Setzen Sie sich bequem hin und achten Sie auf Ihre Atmung. Atmen Sie mehrmals ruhig ein und aus. Betrachten Sie nun Ihren Kaffee oder Tee ganz genau. Schließen Sie dann die Augen. Fühlen Sie das Gewicht der Tasse in Ihren Händen. Spüren Sie, wie sich ihre Oberfläche anfühlt. Atmen Sie den Duft des Getränks ein. Achten Sie darauf, wo der Duft Sie in der Nase kitzelt und wie Ihr Körper auf ihn reagiert. Lassen Sie sich bei allem viel Zeit und atmen Sie tief ein und aus. Nun trinken Sie behutsam den ersten Schluck. Nehmen Sie den

Geschmack in seiner ganzen Fülle wahr. Wenn Sie Ihren Kaffee oder Tee hinunterschlucken, lenken Sie Ihre Aufmerksamkeit darauf, wie er die Speiseröhre hinab in Ihren Magen fließt. Merken Sie, dass der Geschmack noch ein wenig auf der Zunge bleibt? Wie verändert er sich? Spüren Sie ihm noch eine Weile nach … Dann atmen Sie nochmals tief ein und langsam und behutsam aus. Sie bereiten sich darauf vor, dass Sie gleich die Augen öffnen werden. Nun öffnen Sie sie und kommen wieder in Ihre Umgebung zurück.

▷ Schlaf

Sieben bis acht Stunden sollte unser Schlafpensum nach Meinung von Schlafforschern betragen, wenn wir uns tagsüber fit fühlen und gut aussehen wollen. Dass die Schlafmenge stimmt, merken Sie daran, dass Sie sich längere Zeit konzentrieren können, ohne müde zu werden. Im Schlaf können sich unsere Körperzellen vom stressigen Alltag erholen, auftretende Schäden werden repariert und unsere Akkus wieder aufgeladen. Außerdem findet unser Geist Ruhe und das Gehirn wird aufgeräumt – die Ereignisse des Tages werden sortiert, Unwichtiges wird gelöscht und Wichtiges im Erinnerungsspeicher abgelegt. Nur so haben wir jeden Tag aufs Neue Platz für neue Erfahrungen.

Wenn wir weniger als durchschnittlich sieben Stunden schlafen, belasten wir unser Immunsystem, und das Risiko für Herz-Kreislauf-Erkrankungen oder Stoffwechselstörungen wie etwa Diabetes Typ 2 steigt. Chronischer Schlafmangel verkürzt sogar die Lebenszeit.

Auch die Hormone, die im Schlaf verstärkt gebildet werden, sowie verschiedene Stoffwechselprozesse, die nachts beschleunigt ablaufen, haben eine wichtige Funktion. So wird beispielsweise Melatonin von der Zirbeldrüse ausgeschüttet. Melatonin fängt freie Radikale und gilt daher unter Experten als Anti-Aging-Hormon. Außerdem regulieren im Schlaf verschiedene Hormone das Hungergefühl, was im Umkehrschluss bedeutet, dass Menschen, die weniger schlafen, in der Regel mehr essen und an Gewicht schneller zunehmen. Das Glückshormon Dopamin, das unter anderem unsere Antriebskraft und Aktivität steuert, wird – während wir schlafen – ebenfalls produziert. Und auch die Bildung der Sexual- und Wachstumshormone ist von gutem und ausreichendem Schlaf abhängig. Je länger deren Blutspiegel hoch ist, umso langsamer tickt unsere Alterungsuhr, weil sie das Wachstum der Knochen und Knorpel anregen, für den Muskelaufbau sorgen und die Spannkraft und Elastizität unserer Haut fördern. Das wiederum wirkt sich positiv auf unser Aussehen aus.

Aber natürlich gibt es ab und zu Situationen, die uns Schlaf kosten dürfen. Ein legendäres Fest zum Beispiel oder ein gutes und intensives Gespräch, das sich bis tief in die Nacht hinzieht. Den Schlaf, den uns solch durchwachte Nächte rauben, macht das Glück, das wir durch sie spüren, wieder wett.

!

Vom Segen des Nickerchens

Wissenschaftler haben herausgefunden, dass Menschen, die regelmäßig eine Siesta halten, ein um siebenunddreißig Prozent verringertes Risiko haben, an Herz-Kreislauf-Erkrankungen zu sterben. Wer regelmäßig nachmittags schläft – auch wenn es nur dreißig Minuten sind –, beugt dadurch Stress vor, der sich kurz- wie auch langfristig negativ auf sein Herz-Kreislauf-System auswirken kann.

▷ Prioritäten setzen

Stress ist ein echter Stimmungskiller. Natürlich nicht der »gute« Stress, der Sie eine Aufgabe schneller erledigen lässt. Gemeint ist der Zeitdruck, das »zu viel«, was als enorm belastend empfunden werden kann. In fortgeschrittenem Alter, wenn wir mit unserer Zeit und Energie haushalten müssen, ist es daher nötiger denn je, unsere Kraftquellen zu kennen, gelassener zu werden und Prioritäten zu setzen. Dinge, die uns wichtig sind, sollten wir nicht länger vor uns herschieben, sondern mutig angehen. Dazu gehört, auch mal »Nein« zu sagen, wenn unsere tägliche To-do-Liste bereits so voll ist, dass wir nicht mehr wissen, wo uns der Kopf steht.

Das eigene Leben vom Zuviel zu entrümpeln, befreit und schafft Platz für das Wesentliche. Nicht nur von Kleidern und Pullovern, die uns nicht mehr passen oder gefallen, sollten wir uns trennen, sondern auch von Zielen, die wir nicht erreicht haben oder die einfach nicht mehr erstrebenswert sind. Vielleicht wagen Sie dann ja auch etwas ganz Neues. Etwas, das Sie herausfordert, das aber, wenn Sie es wirklich wollen, genau der gute »Stress« ist, durch den Sie sich viel lebendiger fühlen und neue Lebensfreude spüren.

Entrümpeln üben

Ob es die Tüte Altpapier oder Altglas ist, die Sie endlich zum Container bringen, das Aufräumen des Schreibtischs, nachdem das Projekt abgeschlossen ist, oder ob Sie etwas weggeben, das Sie an ein ungeliebtes Lebenskapitel erinnert – Dinge ordnen und aussortieren wirkt befreiend, weil man Wesentliches von Unwesentlichem trennt. Mitunter ist es anstrengend oder schmerzt sogar, denn an dem, was vergessen im Keller, im Schrank oder auf dem Dachboden liegt, hängen immer noch unsere Gefühle.
Daher schauen Sie, was Sie inzwischen entbehren können und was nicht mehr so viel Platz in Ihrem Leben besetzen muss. Überlegen Sie auch, welche Ziele Sie loslassen können. So schaffen Sie nicht nur materiell, sondern auch ideell »Freiraum«, der entspannend ist. Und Platz, an dem Neues entstehen kann.

▷ Qualitätszeit

Verabreden Sie sich nicht nur mit anderen, sondern auch mit sich! Tragen Sie in Ihren Kalender ein, wann Sie sich mit sich treffen wollen. Am besten haben Sie täglich einen Termin mit sich – auch wenn es nur eine halbe Stunde ist. Und dann machen Sie ausschließlich das, wozu

Sie Lust haben und was Ihnen neue Energie gibt: lesen, auf dem Sofa liegen und Musik hören, sich mit einem Bad und duftenden Cremes verwöhnen, mit Freunden telefonieren oder treffen, in der Natur sein. Wenn Sie sich mehr Zeit einräumen wollen, können Sie auch etwas machen, das Sie noch nie gemacht haben, z. B. klettern, einen Stadtteil erkunden, in dem Sie noch nie waren oder nur selten sind, in die Sauna gehen, was auch immer. Spielen Sie, dekorieren Sie Ihre Wohnung um, gehen Sie in eine Ausstellung oder arbeiten Sie an dem Projekt, das Sie gerade leidenschaftlich bewegt. Vielleicht schreiben Sie ja ein Buch? Oder restaurieren einen antiken Tisch? Und lernen das aufwendige Verfahren der Schellack-Politur? Vielleicht wollen Sie endlich die ersehnte Fortbildung machen und nutzen die Zeit, um alles rund um das gewählte Thema zu recherchieren. Qualitätszeit können und sollten Sie natürlich auch mit Ihrem Lebensmenschen und anderen Menschen verbringen, die Ihnen wichtig sind und am Herzen liegen.

Vielleicht muss man alt werden, um zu lernen,
eher belustigt als entsetzt zu sein.
PEARL S. BUCK

▷ Lächeln und lachen

Was bei Stress immer hilft, ist Humor. Ist die Situation wirklich so schlimm? Hat sie nicht auch heitere Seiten? Wenn wir uns nicht immer so ernst nehmen und öfter über uns lachen, nehmen wir den Druck aus dem Kessel und das Leben fühlt sich sofort viel leichter an. Selbst wenn uns nicht danach ist: Wenn wir trotzdem unsere Mundwinkel leicht nach oben ziehen, hat dies eine positive Wirkung auf unseren Körper. Die Psychologin Tara Kraft von der University of Kansas hat dies in einem Experiment nachgewiesen. Sie bat rund einhundertsiebzig Probanden, Essstäbchen nur mit den Lippen festzuhalten und dabei unter Zeitdruck eine anspruchsvolle Aufgabe am Computer zu lösen. Die Hälfte der Testpersonen sollte dabei lächeln, die andere Hälfte ein neutrales Gesicht machen. Bei allen Testpersonen blieb der Puls während der stressigen Aufgabe deutlich niedriger als bei der Kontrollgruppe, die die Aufgabe ohne Stäbchen zwischen den Lippen absolviert hatte. Die Erklärung dafür: Die Teilnehmer, die ein neutrales Gesicht gemacht hatten, hatten unbewusst auch gelächelt, weil sie aufgrund der Stäbchen ihre Mundwinkel nach oben zogen. Was beweist, dass Lächeln auch dann unseren körperlichen Zustand beeinflusst, wenn wir gar nicht merken, dass wir es tun.

Leben Sie Ihr Leben!

Dasein ist köstlich. Man muss nur den Mut haben, sein eigenes Leben zu leben.
PETER ROSEGGER

Wenn Sie jemand fragt, wer der wichtigste Mensch in Ihrem Leben ist – was ist Ihre Antwort? Ihr Lebensmensch, Ihr Sohn oder Ihre Tochter? Jemand aus Ihrer Familie oder Ihrem Freundeskreis? Oder vielleicht sogar Sie selbst?

Sie selbst auf keinen Fall?

Dann geht es Ihnen wie den meisten, die beim wichtigsten Menschen sofort an jemanden denken, den sie lieben, der sie unterstützt oder der ein Vorbild ist. Dass sie aber selbst der wichtigste Mensch in ihrem Leben sind, das empfinden nur die wenigsten. Dabei kennt niemand unsere Sehnsüchte und Wünsche, Ängste und Träume so gut wie wir und niemand hat unsere einzigartigen Erfahrungen und Fähigkeiten. Ganz abgesehen davon, dass niemand außer uns selbst täglich vierundzwanzig Stunden unseren Gedanken und unserem Verhalten ausgesetzt ist. So betrachtet, ist es doch nur konsequent, dass wir der wichtigste Mensch in unserem Leben sind.

Aber ist das jetzt nicht fürchterlich egoistisch? Sich selbst an die erste Stelle zu setzen? Nein, ich kann Sie beruhigen, das ist es nicht. Und es ist auch nicht unsozial. Wenn Sie ein glückliches, gesundes und langes Leben führen möchten, dann ist es sogar lebensnotwendig, so zu denken. Denn gesunde Selbstliebe – oder auch Selbstfürsorge – bedeutet, dass Sie gut mit sich umgehen und sich immer wieder Ihren Energiequellen zuwenden, um aus ihnen Kraft für sich selbst und für die Menschen in Ihrem Leben zu schöpfen.

!

Gutes Leben entsteht aus dem guten Umgang mit uns selbst

Dass uns manchmal nichts recht ist und wir uns in unserer Haut unwohl fühlen, liegt nicht ausschließlich an unseren Lebensumständen. Es liegt vor allem an der Art, wie wir mit uns und unserem Leben umgehen. Wissenschaftler haben herausgefunden, dass unser Verhalten und unsere Gedanken zu vierzig Prozent dazu beitragen, ob wir uns wohlfühlen oder nicht. Fünfzig Prozent sind vererbt und nur zehn Prozent gehen auf das Konto unserer Lebensumstände.

Ich interessiere mich sehr für die Zukunft,
denn in ihr werde ich den Rest meines Lebens verbringen.
CHARLES F. KETTERING

Nicht mehr ständig durch das Leben zu jagen, entspannter mit sich und anderen umzugehen, sich selbst und anderen zu verzeihen und großzügig zu sein – all das macht einen wesentlichen Teil des guten Umgangs mit uns selbst aus und lässt unsere Lebensenergie frei fließen. Je achtsamer wir in uns hineinhören und je mehr wir in der Lage sind, uns zu geben, was wir brauchen, und von uns fernzuhalten, was uns nicht guttut, desto wohler fühlen wir uns.

Der wichtigste Mensch in Ihrem Leben

Sich gut zu fühlen hat immer mit der guten Beziehung zu uns selbst zu tun. Nur wir selbst können uns Wohlbefinden, Gelassenheit, Frieden und sogar Gesundheit schenken. Diese kleine Übung hilft Ihnen dabei einzuschätzen, wie wichtig Sie sich selbst nehmen. Bitte schreiben Sie die Antworten auf die folgenden Fragen in Ihr Notizbuch:

- Unterstütze ich mich mit bester Kraft? Wenn ja, woran merke ich das?
- Höre ich auf meine Bedürfnisse? Gönne ich mir beispielsweise Ruhe, wenn ich sie dringend benötige?
- Stehe ich zu mir, auch wenn es schwierig ist? Wenn ja, woran merke ich dies?
- Fördere ich meine Begabungen und nutze ich meine Möglichkeiten zu meiner Entfaltung? Welche Beispiele habe ich dafür?

Unsere inneren Grantler und Nörgelnellies

Sie kennen vielleicht noch Waldorf und Statler, diese beiden liebenswerten Giftzwerge der Muppet-Show, die aus ihrer Loge heraus das Geschehen auf der Bühne beobachten, ständig kritisieren und beißende Kommentare abgeben. »Dafür bist du doch viel zu alt«, »das kannst du doch bestimmt nicht« oder »das ist doch überhaupt nichts für dich« hört man sie mit ihren heiseren Altherrenstimmen sagen.

Genau so eine Nörgelnellie oder solch einen Grantler haben wir alle in uns, sie werden innerer Kritiker genannt. Dieser innere Miesmacher scheint nur darauf zu warten, uns bei Fehlern und Schwächen zu ertappen und seine vernichtenden Botschaften auf uns niederprasseln zu lassen. Je mehr Raum sich unser innerer Kritiker nimmt, desto weniger trauen wir uns zu und desto mehr meiden wir neue Herausforderungen. Aber wir können lernen, uns nicht von ihm tyrannisieren zu lassen.

Ob du denkst, du kannst es oder du kannst es nicht:
Du wirst auf jeden Fall recht behalten.
HENRY FORD

Wie Sie Ihren inneren Kritiker besänftigen

Was unser innerer Kritiker uns einflüstert, wovon wir in unserem tiefsten Inneren überzeugt sind – es sind unsere Grundannahmen. Aus ihnen entwickeln wir unsere Glaubenssätze, die unser gesamtes Fühlen, unser Denken und Handeln prägen. Alles, was in unserem Leben geschieht, interpretieren wir auf Basis unserer Grundannahmen und handeln entsprechend unseren Glaubenssätzen.

Sind Sie beispielsweise überzeugt, dass »das Leben voller guter Möglichkeiten steckt«, dann werden Sie auch den Glaubenssatz »in jeder Herausforderung steckt eine Chance, die ich nur ergreifen muss« in sich tragen und Ihren Alltag wahrscheinlich relativ gelassen bewältigen. Denken Sie hingegen, dass »das Leben ein ständiger Kampf« ist und dass Ihr Marmeladenbrot sowieso immer mit der Marmeladenseite auf den Boden fällt, werden Sie vermutlich Menschen, Dingen und Situationen gegenüber unsicher sein. Weil Sie innerlich den Satz »mir gelingt ja sowieso nichts« hören. Herausforderungen erleben Sie dann nicht als Gelegenheit, Erfolg zu haben, sondern als Bedrohung und als Befürchtung, an ihnen zu scheitern.

Unsere Glaubenssätze sind das Produkt unserer Biografie mit all unseren persönlichen Erlebnissen und den Menschen, die uns geprägt haben. Glaubenssätze haben einen Sinn, denn Sie erleichtern uns das Leben, indem sie dafür sorgen, dass wir Situationen einordnen können und wissen, wie wir mit ihnen umgehen sollen. Aber sie können uns auch daran hindern, uns durch neue Erfahrungen weiterzuentwickeln. Weil sie uns glauben machen, dass das, was wir bisher erlebt haben, die absolute Wahrheit ist und immer so sein wird. Doch Glaubenssätze sind immer nur eine bestimmte Perspektive, eine, die wir lediglich zu unserer Wahrheit gemacht haben. Ist uns klar geworden, dass sie nicht die Realität abbilden müssen, weil sie sich häufig auf überholte und zufällige Erfahrungen stützen, dann können wir sie auch verändern. Und mit den veränderten Glaubenssätzen unser Denken, unsere Gefühle und unser Handeln ganz neu ausrichten. Denn ganz sicher ist viel mehr möglich, als es ursprünglich den Anschein hatte.

Dem inneren Kritiker zuhören und Paroli bieten

Ihren inneren Kritiker besser kennenzulernen und ihm Paroli zu bieten, ist gar nicht so schwer:

- Beobachten Sie einen Tag lang Ihren inneren Kritiker und schreiben Sie auf, was er sagt. Aber bitte nur notieren, nicht analysieren! Das kann im Büro beim Kopieren von Unterlagen (»typisch – immer geht bei dir der Toner aus«) oder bei der Verabredung zum Mittagessen sein (»dich fragt wieder keiner, kein Wunder, so wenig unterhaltsam, wie du bist«). Durch diese kleine Übung entdecken Sie Ihre Denkmuster und Glaubenssätze, mit denen Sie sich selbst im Weg stehen und sich das Leben schwermachen.
- Wenn Ihr innerer Kritiker Ihnen das nächste Mal zuraunt: »Lass das lieber, das geht sowieso wieder schief«, halten Sie einen Moment inne und überlegen Sie: Wo ist es in ähnlichen Situationen gutgegangen? Wo hat es dank Ihrer Stärken funktioniert? Schreiben Sie dies ebenfalls in Ihr Notizbuch. Wenn Ihr innerer Kritiker dann wieder flüstert, denken Sie an Ihre Gegenbeispiele. Sie werden sehen: Je öfter und je überzeugter Sie Ihrem inneren Kritiker Contra geben, umso vorsichtiger wird er mit seiner Kritik und seinem Pessimismus sein.

Ihr innerer Kritiker ist aber auch ein super Coach. Manchmal will er Ihnen nämlich einfach eine andere Perspektive aufzeigen. Wenn Sie sich zum Beispiel endlich den Traum vom Klavierspielen ermöglichen wollen, er aber »das schaffst du doch sowieso nicht« sagt, dann kann Ihnen das helfen, noch einmal kurz innezuhalten und sich klarzumachen, dass es enorm viel Übung erfordert, bis man flüssig spielen kann. Jetzt können Sie überlegen, ob es Ihnen diese große Anstrengung wert ist. Oder ob Sie Ihre kostbare Zeit vielleicht doch lieber in etwas anderes investieren, das Ihnen auch viel Freude macht, bei dem Sie aufgrund Ihres Talents, Ihrer Lebenssituation und Ihrer Möglichkeiten aber viel schneller Erfolgserlebnisse haben. So unterstützt Sie Ihr innerer Kritiker bei der Entscheidungsfindung.

»Notiz für mich«

»Notiz für mich: Ich bin nicht zu alt und es ist nie zu spät.« Diesen Spruch habe ich neulich auf einer Postkarte am Kühlschrank einer Freundin entdeckt.
Schreiben Sie sich diesen Satz auf ganz viele Post-its und pinnen oder legen Sie sie überall dorthin, wo Sie sie häufig sehen – ins Portemonnaie, an den Spiegel, an den Kühlschrank, auf den Nachttisch

Gute Tage und ein glückliches Leben sind kein Zufall – wir müssen etwas dafür tun. Daher gilt ab jetzt: Leben Sie Ihr Leben! Zeigen Sie klare Kante, beziehen Sie einen Standpunkt, sagen Sie Nein zu Einladungen, die Sie langweilen, und Ja zu dem, was Sie inspiriert und Ihnen wirklich wichtig ist – auch wenn andere darüber den Kopf schütteln. Geben Sie gut acht auf sich, auf Ihre Wünsche, Träume und Sehnsüchte, entwerfen Sie eine schöne Zukunft für sich und Ihre Lieben. Glauben Sie an sie, es ist nie zu spät, sich für Ihre Träume einzusetzen. Gönnen Sie sich öfter etwas, planen Sie Qualitätszeit für sich ein, staunen Sie über die Welt und leben Sie Ihre Talente aus. Und vor allem: Tun Sie, was Sie lieben, und lieben Sie, was Sie tun. Oft gehen wir nur durch den Tag und haken unsere To-do-Listen ab. Machen Sie es von nun an anders. Versuchen Sie ein-, zweimal täglich im Beruf oder in

Ihrer Freizeit etwas zu tun, was Sie wirklich mit Leidenschaft erfüllt, etwas, wo Sie sich so richtig entfalten können. Ob es das Stricken am Pullover ist, das Kochen eines leckeren Abendessens, das Yoga-Workout, die Radioreparatur oder das Schreiben an Ihrem Roman. Hauptsache, Sie empfinden bei dieser Aktivität Freude und haben Spaß daran. Denn genau diese schönen und fröhlichen Erlebnisse halten uns frisch, weil sie das pure Glück in unsere Zellen strömen lassen.

Werde nicht alt, egal wie lange du lebst.
Höre nie auf, wie ein neugieriges Kind vor dem großen
Wunder zu stehen, in das wir hineingeboren sind.
ALBERT EINSTEIN

»Was möchte ich bei meiner Lebenseinstellung verändern?«

Da Sie jetzt wissen, welche enorme Macht und Kraft unsere Gedanken haben und dass das, was wir von der Zukunft erwarten, auch unsere Gegenwart bestimmt, können Sie bewusster mit Ihren Gedanken umgehen. Schon die Vorfreude auf das, was kommt, macht uns glücklich. In diesem Coaching geht es darum herauszufinden, wie Sie mehr Entspannung, Lebensfreude, Staunen und Zuversicht in Ihrem Alltag erleben können.

Darf ich mich wohlfühlen? Gebe ich mir die Erlaubnis dazu, mich zu entspannen und jeden Tag Inseln der Freude zu haben? Ich muss nicht alles erledigt haben, bevor ich mir eine Auszeit genehmige, in der ich Dinge tue, die mir Spaß machen. Gestehe ich mir dies zu oder bin ich zu streng mit mir?

Wobei kann ich am besten entspannen? Welche Entspannungsmethode möchte ich gern einmal ausprobieren?

Wann werde ich Qualitätszeit mit mir verbringen? Wie werde ich sie gestalten? Was werde ich da tun? Was brauche ich dazu?

Habe ich etwas, das ich leidenschaftlich gerne mache? Falls nicht: Woran habe ich so viel Spaß und Freude, dass daraus ein Hobby werden könnte?

Gönne ich mir ab und zu etwas? Falls nicht: Was könnte ich mir gönnen, auf das ich mich so richtig freuen und das ich mit allen Sinnen genießen kann? Wie oft soll dies in meinem Alltag stattfinden?

Was löst in mir kindliche Lebensfreude aus? Was hat mich als Kind mit Freude und Staunen erfüllt?

An welchem meiner Glaubenssätze will ich arbeiten? Was will ich an ihm verändern?

Lache ich genug? Wenn nicht: Wie und wo kann ich Gelegenheiten finden, um mehr zu lachen?

3

»Ich bleib dann mal jünger«-Coaching

Positiv zu denken und mehr Lebendigkeit, Glück und Lebensfreude zu empfinden können wir trainieren. In diesem Kapitel haben Sie erfahren, welche Faktoren unglücklich machen und wie man sie ändern kann. Was möchten Sie unbedingt zu einer neuen positiven Denk- oder Verhaltensgewohnheit werden lassen? Mehr lachen? Ein neues Hobby beginnen? An Ihre Träume glauben? Fangen Sie zunächst mit einem Thema an, Sie können nach und nach weitere ergänzen.

Diese Gewohnheit möchte ich bei meinem Denken/meinem Verhalten gerne entwickeln:

Erreichen möchte ich damit, dass…

Die neue Gewohnheit zu entwickeln gelingt mir, indem ich…

Damit beginnen werde ich am

3

»Wie läuft's?«-Check

Überprüfen Sie hier nach zwei oder auch mehr Wochen, ob Sie schon ein wenig an Ihren »Einstellungsschrauben« gedreht haben und wie es Ihnen aktuell damit geht.

Was habe ich bezüglich meines Optimismus und meiner Lebensfreude tatsächlich verändert?

Wie geht es mir damit?

Welche sichtbaren und spürbaren Veränderungen erlebe ich?

Wenn ich noch mehr an meinen »Optimismus- und Lebensfreude-schrauben« drehen möchte – was könnte ich dann tun?

Big 4

Aufgaben und Inhalte: Aktiv sein und gebraucht werden hält jung

Wo deine Gaben liegen, da liegen deine Aufgaben.
SPRICHWORT

Etwas machen will der Mensch

Kennen Sie das? Dass Sie sich gegen Ende des Urlaubs wieder auf die Alltagsroutine freuen? Oder nach Weihnachten und dem Jahreswechsel auf die Tage, an denen die Geschäftigkeit wieder losgeht? »Nichts ist schwerer zu ertragen als eine Reihe von guten Tagen« heißt es im Volksmund. Mit guten Tagen sind hier vor allem jene gemeint, an denen wir keine Aufgaben und Pflichten haben und unsere gewohnte Tagesstruktur durchbrochen wird. Natürlich brauchen wir Zeiten, in denen wir uns ganz unseren Bedürfnissen hingeben – ausgiebig lesen, auf dem Sofa entspannen, faulenzen, spazieren gehen, mit Hingabe kochen, fernsehen oder tun, wonach auch immer uns gerade der Sinn steht. Es muss Tage geben, in denen es kaum Abwechslung und keinen neuen Input gibt. Aber richtig genießen können wir sie nur im Wechsel mit den Zeiten des Tätigseins.

Viele Menschen entschließen sich daher, im fortgeschrittenen Alter beruflich nochmals neue Wege zu gehen oder statt sich in den Ruhestand zu verabschieden weiter im gewohnten Feld zu arbeiten. Meine Freundin Erika, heute weit über neunzig, hat erst mit sechzig Jahren eine Ausbildung zur Körpertherapeutin absolviert und dann bis zum 80. Lebensjahr in einer Klinik gearbeitet. Charlie Chaplin drehte erst mit achtundsiebzig Jahren seinen ersten und einzigen Farbfilm ›Die Gräfin von Hongkong‹. Und Dichterfürst Goethe schrieb seine ›Marienbader Elegien‹, ein lyrisches Meisterwerk, mit vierundsiebzig Jahren, nachdem er sich nochmals in eine 19-Jährige verliebt und ihr einen Heiratsantrag gemacht hatte. Als diese höflich ablehnte, stürzte er sich bis zu seinem Tod 1832 weiter in die Arbeit. Auch bei der dienstältesten Monarchin der Welt – der britischen Queen Elizabeth II. – ist von Amtsmüdigkeit keine Spur: Täglich arbeitet Ihre Königliche Hoheit ihre Post durch und nimmt in leuchtenden Kostümen, handgefertigten Handtaschen und höchst eigenwilligen Hüten immer noch jede Menge Termine wahr.

!

Mit 83 in der Zahnarztpraxis

Während der Coronakrise 2020 konnte man auf Spiegel online lesen, wie ältere Menschen mit dem »Lockdown« umgehen. Besonders beeindruckte mich dabei Hannelore Weber, die mit dreiundachtzig Jahren noch immer als Kieferorthopädin arbeitet und wegen Corona erst einmal ihren Jahresurlaub nahm – in dem sie sich vor allem um die Wohnung, ihren Hund und kieferorthopdädische Fortbildungen kümmern wollte. Online natürlich.

Hannelore Weber, die Queen, Goethe und Erika – sie alle leben uns eindrucksvoll vor, was wir brauchen: Aufgaben! Unser Leben lang. Denn unsere Arbeit, ein Ehrenamt, sich um die Familie, die Eltern, Hund, Katze, Pferd, Haus und Garten kümmern – all das fordert uns und unser Gehirn. Und – Sie wissen schon, was jetzt kommt: Alles, was unser Hirn zum Denken bringt, hält uns jung. Unser quicklebendiger Geist, der ständig nach Aufgaben zum Lösen sucht, tut dies allerdings nicht ganz uneigennützig. Für alles, was er leistet, möchte er Anerkennung und Wertschätzung, die Glücksgefühle in uns auslösen. Und Glück ist ja – wie wir wissen – für unser Jungbleiben essenziell.

Das Glück der Anerkennung und des Gebrauchtwerdens

Wenn Sie gern eine wichtige Funktion haben und mit den Dingen, die Sie beruflich und privat tun, Aufmerksamkeit bekommen wollen, brauchen Sie deswegen kein schlechtes Gewissen zu haben. Der Wunsch nach Anerkennung ist völlig normal, sie ist ein menschliches Grundbedürfnis, ohne Anerkennung können wir nicht leben. Unser Belohnungssystem wird durch nichts so sehr angeregt wie durch das Lob, die Akzeptanz und Anerkennung von anderen. Es funktioniert genau wie unser Hunger- und Sättigungssystem: Wenn wir Hunger haben und etwas Leckeres essen können, fühlen wir uns danach angenehm satt und sind zufrieden. Und genau so ein Wohlbefinden erleben wir, wenn unser Bedürfnis nach Aufmerksamkeit und Anerkennung genährt wurde. Das passiert immer dann, wenn jemand uns signalisiert, dass er uns mag, dass er etwas genau so, wie wir es gemacht haben, gut findet, oder auch schon dadurch, dass uns jemand einfach nur anlächelt. Um in und mit unserem Beruf zufrieden zu sein, ist es auch nicht ausreichend, Geld zu verdienen. Wir brauchen vor allem die Anerkennung unserer Arbeit und die Wertschätzung unserer Person. Die erleben wir, wenn uns Kolleginnen und Vorgesetzte das auch spüren lassen. Vielen Menschen wird oft erst im Ruhestand so richtig klar, was ihnen ihr Job gegeben hat. Auch wenn wir unsere täglichen Aufgaben vielleicht nicht immer geliebt haben, die Arbeit nervte und lästig war – er hat doch den Tag strukturiert und uns das Gefühl gegeben, den Anforderungen, die an uns gestellt werden, gewachsen zu sein. All das geht mit dem Eintritt in den Ruhestand erst einmal verloren und hinterlässt ein Sinnvakuum, das neu gefüllt werden will. Was aber gar nicht so einfach ist. Vielleicht muss man erst einmal herausfinden, was man als wirklich sinnvoll erachtet. Eine ältere und äußerst fitte Dame um die achtzig, die in einem Konzerthelferteam mitarbeitete und die ich bei einem Seminar zum Thema Ehrenamt kennenlernte, antwortete auf die Frage nach ihrer Motivation, sich ehrenamtlich zu betätigen: »Ich bin ja so froh, dass ich noch so viel machen kann, und vor allem: dass ich hier gebraucht werde.«

? Warum die Japaner auch im hohen Alter noch arbeiten

Das Gefühl, gebraucht zu werden, ist in jeder Lebensphase von enormer Bedeutung. In der westlichen Welt aber verlieren Menschen mit zunehmendem Alter häufig ihr Selbstbewusstsein und ihre Lebensfreude, weil ihnen ebendieses Gefühl ohne Aufgabe schnell abhandenkommt. Ganz anders ist dies in der japanischen Gesellschaft. Dort werden alte Menschen hochgeschätzt und auch weiterhin mit Aufgaben betraut. So nehmen sie ganz bewusst wahr, wie sie weiterhin zum Funktionieren der Gesellschaft beitragen. Sie entwerten Fahrkarten, kehren die Straße, räumen Fahrräder weg oder halten Türen auf. Einfache Dienstleistungen, für die sie nur minimal bezahlt werden und die man bei uns vielleicht sogar als unwürdig empfinden würde. In Japan aber ist es selbstverständlich, lebenslang tätiges Mitglied der Gesellschaft zu sein. Was – wie die Forschung heute weiß – die Lebenserwartung erhöht, weil es die Lebensenergie sprudeln lässt. Denn die Alten und ganz Alten können jeden Tag von sich sagen: »Ich bin zu etwas zu gebrauchen. Ich bin wichtig.«

Die Menschen auf Okinawa wissen natürlich auch um die segensreiche und jung erhaltende Wirkung des Tätigseins. Sie haben immer etwas zu tun, langweilig wird es ihnen nie, weil sie auch noch in hohem Alter auf ihren Feldern arbeiten und die Ernte auf dem Markt verkaufen. Nicht, weil sie müssten. Sondern weil es selbstverständlich ist, den Tag tätig zu verbringen. So wie wir uns darüber wundern, dass sie die Stäbchen beim Essen früh zur Seite legen, so wundern sie sich über unsere westliche Gewohnheit des Ruhestands. Die Vorstellung, im Alter die Arbeit hinter sich zu lassen, hat so gar nichts mit ihrer Kultur und Lebenswelt zu tun. In ihrer Sprache gibt es nicht einmal ein Wort dafür.

Sinn und Leidenschaft als Lebensmotor

Allerdings ist es nicht damit getan, irgendetwas zu tun. Unser Gehirn ist nur dann bereit, sich voll einzusetzen und Glückshormone zu produzieren, wenn wir ihm auf die Frage »Warum soll ich das hier und jetzt machen?« eine überzeugende Antwort bieten. Gelingt uns das, haben wir den Sinn unserer Tätigkeit gefunden. Wir fühlen, dass wir das Richtige machen, sind motiviert, setzen uns neue Ziele und verfolgen sie. Wir sind bereit, uns für diese Aufgabe zu engagieren und auch schwierigere Zeiten durchzuhalten. Weil es uns wichtig ist, weil wir darin einen Sinn sehen. Der Wiener Psychiater Viktor Emil Frankl hat dies früh erkannt und zur Grundlage seines Menschenbilds gemacht. Er war überzeugt davon, dass der Mensch nicht in erster Linie nach Macht, Prestige, Besitz oder Geld strebt, sondern wesentlich »vor der Frage nach dem Sinn« steht. In etwas keinen Sinn zu sehen wird häufig als eine große Belastung empfunden, die Krisen, ja sogar Depressionen auslösen kann. In jedem Fall negative Gefühle, die uns den Zugang zur Lebensfreude versperren und damit schneller altern lassen. Menschen dagegen, die Aufgaben und Inhalte finden, die für sie einen Sinn ergeben, blicken optimistisch in die Zukunft, und Optimisten – das wissen wir inzwischen – sind gesünder und leben länger als Menschen, die voller Zweifel und Ängste auf die Welt schauen. Weil der Sinn ihres Tuns ihnen die Energie schenkt, Herausforderungen und Schwierigkeiten besser zu meistern.

Sinn und Leidenschaft machen glücklich!

Wie sehr unsere Kräfte und unsere Motivation davon beeinflusst werden, ob wir von der Sinnhaftigkeit einer Sache überzeugt sind oder nicht, zeigt diese kleine Geschichte:

Ein Journalist, der für eine Autofirma ein Firmenportrait schreiben soll, kommt bei seinen Recherchen auch in die Montagehalle. Am Fließband sieht er mehrere Menschen, die mit heruntergezogenen Mundwinkeln Schrauben an einem Reifen festziehen. »Ihre Arbeit

macht Ihnen wohl keinen Spaß, oder?«, fragt der Journalist einen der Arbeiter. »Spaß?«, antwortet der Arbeiter wütend. »Wie soll eine so stumpfsinnige Arbeit, wie den ganzen Tag Schrauben festdrehen, Spaß machen?« Der Journalist geht weiter und sieht einen anderen Arbeiter, der mit einem fast heiteren Gesichtsausdruck seinen Schraubendreher ansetzt. »Und Sie leiden nicht gar nicht unter Ihrer Tätigkeit?«, fragt er ihn. »Leiden?«, fragt der Arbeiter überrascht zurück, »wieso denn leiden? Ich sorge doch dafür, dass die Menschen, die diese Autos einmal fahren werden, sicher und gesund dort ankommen, wo sie ankommen wollen. Und das ist jedes Mal von Neuem eine ganz wunderbare Aufgabe!«
Wo und wann in Ihrem Leben haben Sie es schon erlebt, dass eine Aufgabe Sie so richtig mit Energie aufgeladen hat und Sie sie mit Begeisterung ausgeführt haben? Dass Sie Ziele hatten und alles drangesetzt haben, diese auch zu erreichen?

Grundsätzlich haben wir beide Bedürfnisse in uns – das nach Entspannung, Ruhe und Sicherheit und das nach Abwechslung, Tätigsein und Wirken. Die Herausforderung besteht darin, beide Bestrebungen immer wieder so lange und so gut zu mischen, dass wir uns körperlich und seelisch damit wohlfühlen. Wir tun eine Menge für unser Jungbleiben, wenn wir Aufgaben haben oder noch finden – welche auch immer das sein mögen –, denen wir begeistert nachgehen und die uns erfüllen. Weil dieses Glücksgefühl in jede Zelle unseres Körpers dringt und dort dem Prozess des Alterns entgegenwirkt.

»Wo finde ich Sinn? Was ist mir wichtig?«

Ihre Antworten auf die Frage nach dem, was für Sie wichtig ist, nach den Zielen, die Sie anstreben, und letztlich nach dem Sinn Ihres Tuns haben enorme Auswirkungen auf Ihr Leben, weil sie Ihre Belastbarkeit, Ihre Lebensfreude, Ihr Wohlbefinden und Ihre Gesundheit positiv beeinflussen und so Ihren Alterungsprozess verlangsamen.

Was sind die Dinge, die Sie erfüllen? Aus welchem Grund tun Sie das, was Sie tun? Die Antworten darauf bringen Sie zu Ihren Sinn-, Energie- und Glücksquellen.

Wofür stehe ich morgens gern auf?

Was baut mich garantiert auf, wenn ich mich niedergeschlagen fühle?

Welche Dinge möchte ich in meinem Leben unbedingt noch erleben?

Was mache ich, wenn ich das Gefühl habe, dass ich meine Zeit sinnvoll nutze?

Was ist mir ein Herzensanliegen – für mich selbst, für meine Familie, für die Menschen, die ich mag, und die Welt, in der ich lebe?

Was soll mein Vermächtnis sein? Gibt es jemanden, der sich einmal an mich erinnern soll? Falls ja, womit möchte ich in Erinnerung bleiben? Wer soll sich einmal an mich erinnern?

Neue Aufgaben und Lebensinhalte finden

Jede Lebensphase bietet die Möglichkeit,
neu anzufangen.
RITA SÜSSMUTH

Glauben Sie, dass Sie, je älter Sie werden, nichts Neues mehr beginnen können? Dass es zu spät ist für die Dinge, die Sie früher gern gemacht hätten? Dass Sie jetzt »zu alt« dafür sind? Falls ja, vergessen Sie diese Gedanken in ihrer Absolutheit bitte sofort. Immer schon haben sich Menschen in fortgeschrittenem Alter neue Betätigungsfelder gesucht oder ihre gewohnten Aufgaben bis ins hohe Alter weitergeführt und sich damit jung und aktiv gehalten. Die amerikanische Modeikone Iris Apfel zum Beispiel, Jahrgang 1921, gehört zu den Top-Models der Gegenwart, und der Gründer von Kentucky Fried Chicken, Harland David Sanders, hat erst mit zweiundsechzig Jahren seine Geschäftsidee in die Tat umgesetzt. Seine Hähnchengrillkette gehört heute zu den erfolgreichsten Fast-Food-Ketten der Welt. Und Ingrid Noll, eine der erfolgreichsten deutschen Krimiautorinnen, brachte ihren ersten Roman auch erst mit weit über fünfzig heraus. Der leidenschaftliche Einsatz für ihre Aufgaben, Begabungen und Fähigkeiten – ja, nennen wir es ruhig: späte Berufungen – hat diese Menschen bis ins hohe Alter fit gehalten oder tut dies immer noch. Das können wir auch haben. Wichtig ist, dass wir uns überhaupt für etwas engagieren und möglichst früh Aufgaben übernehmen, angehen oder planen, die wir in den nächsten Jahren und auch im Alter noch genießen können.

Inspirierende Menschen!

Welche älteren Menschen kennen Sie, die Sie inspirieren? Bei wem denken oder sagen Sie: »Toll, dass er oder sie das hinkriegt!« Das kann ein beruflicher Erfolg, aber auch eine persönliche Leistung sein, zum Beispiel dass jemand von seiner Alkohol- oder Nikotinsucht losgekommen ist, dass jemand sich für ein Herzensanliegen einsetzt und dort richtig etwas bewegt. Wenn Sie sich von diesem Menschen ein Scheibchen abschneiden könnten – welches wäre dies? Überlegen Sie, welche drei Menschen Sie ganz besonders beeindrucken, und notieren Sie, welche ihrer Eigenschaften Sie auch gern hätten:

Das Scheibchen, das ich mir von … abschneiden würde, wäre:

Das Scheibchen, das ich mir von … abschneiden würde, wäre:

Das Scheibchen, das ich mir von … abschneiden würde, wäre:

Versuchen Sie, in den nächsten Monaten diese Scheibchen zu einem Teil von Ihnen werden zu lassen.

Aber keine Sorge: Es geht nicht darum, dass Sie jetzt eine neue Firma gründen, im Internet durchstarten oder eine berühmte Autorin werden sollen. Die Aufgaben, die Sie übernehmen, oder die Lebensinhalte, für die Sie sich entscheiden, sollen Ihnen vor allem das Gefühl der Verantwortung und der Bedeutsamkeit vermitteln. Für jeden und jede ist das etwas anderes. Den einen macht es zufrieden, sein Haustier liebevoll zu umsorgen, die andere, eine Aufgabe in ihrem Verein zu übernehmen, ein Ehrenamt innezuhaben oder sich um die Nachbarin zu kümmern, die ab und an Hilfe benötigt. Und natürlich kann auch liebevolle Selbstfürsorge zum sinnvollen Inhalt werden. Weil man sich vielleicht jahrelang vernachlässigt hat, aus einer Sucht aussteigt oder endlich die Anzeichen körperlicher Beschwerden, die man bisher noch ignorieren konnte, weil sie sich noch nicht allzu schlimm bemerkbar gemacht hatten, ernst nimmt und jetzt alles dafür tut, seine Gesundheit wiederzuerlangen. Egal, was Sie tun – wenn Sie sich bewusst für eine Verpflichtung entscheiden, die Verantwortung dafür übernehmen und sie zu Ihrer Aufgabe machen, dann öffnen Sie dem beglückenden Gefühl der Erfüllung Tür und Tor.

Die Minute, in der man zu tun beginnt, was man tun will, ist der Anfang einer wirklich anderen Art des Lebens.
RICHARD BUCKMINSTER FULLER

Lebensträume wahr werden lassen

Welche Talente schlummern in Ihnen? Welchen Traum träumen Sie? Was wollen Sie noch werden? Nicht in jedem von uns steckt eine verkannte Anne-Sophie Mutter oder ein Steve Jobs. Aber wir verfügen alle über Fähigkeiten und Talente, die es noch zu entdecken gilt. Und die uns überraschen können! Trauen Sie sich und machen Sie, was Ihnen Freude bereitet – und wenn es der New York Marathon ist, den Sie unbedingt einmal laufen wollten. Vielleicht bringen Sie endlich die Romanidee zu Papier, die schon lange in Ihrem Kopf herumspukt. Oder Sie melden sich für die Weiterbildung an, die früher so gar nicht in Ihren Lebensplan gepasst hat. Oder Sie schaffen sich den so lange ersehnten Hund an. Oder, oder, oder … Egal wie verrückt Ihnen Ihre Idee im Moment noch erscheinen mag – der Lohn dafür, dass Sie ihr Aufmerksamkeit schenken und sich an sie heranwagen, ist ein unvergleichliches Glücks- und Lebensgefühl beim Verwirklichen Ihrer Talente und Träume.

Die Engländerin Helen Tew ist ihrem Traum gefolgt. Irgendwann dachte sie sich, dass Kinder, Haushalt und Beruf noch nicht alles gewesen sein können. Siebzig Jahre hatte die promovierte Mathematikerin und Physikerin davon geträumt, den Atlantik zu überqueren. 2001 hat sie es dann tatsächlich in ihrem alten Holzschiff »Mary Helen« gemacht – mit neunundachtzig Jahren. »Höre nicht auf Pessimisten«, sagte sie später in Interviews, »es gibt immer jemanden, der dir erzählen will, dass du etwas nicht kannst, weil es zu schwierig oder zu gefährlich ist, weil du zu jung oder zu alt bist. Es gibt keinen richtigen Zeitpunkt für etwas. Tu es einfach. Es ist nie zu spät, die Dinge zu tun, die du schon immer tun wolltest.«

Inspirierende Fragen für neue Aufgaben und Inhalte

Haben Sie schon eine Idee, welche Tätigkeit oder welche Tätigkeiten Sie mit Leidenschaft, Freude und Sinn erfüllen? Falls nicht, dann bieten Ihnen die Fragen auf den folgenden Seiten eine Menge Möglichkeiten, dass Sie diesen Dingen näherkommen. Lassen Sie sich für die Antworten genug Zeit und beschäftigen Sie sich mit den Fragen an einem Ort, an dem Sie sich gern aufhalten und wo Sie nicht gestört werden. Sie müssen sie auch nicht der Reihe nach beantworten, beginnen Sie einfach mit derjenigen, die Ihnen am leichtesten fällt und zu der Sie spontan eine Idee haben. Fragen, zu denen Ihnen keine Antworten einfallen, lassen Sie einfach ruhen. Vielleicht sendet Ihnen Ihr Unterbewusstsein irgendwann ein Signal, das Sie als Antwort auf die Frage verstehen können. In Form eines Menschen, der Ihnen zufällig begegnet, eines Films, den Sie sehen, eines Buchs, von dem Ihnen jemand erzählt und das sie sofort anspricht, oder eines Traums. Unser Unterbewusstsein ist ja ständig mit Dingen beschäftigt, die wir tagsüber erleben, und sucht sich dann günstige Momente, in denen wir mal nicht dazwischenreden können.

»Mein Ideenfundus«

Wenn Sie schon Ideen für neue Aufgaben haben, notieren Sie sie unbedingt. Und beobachten Sie sich in der nächsten Zeit aufmerksam, achten Sie auf das, was Ihnen im Alltag passiert. Und auch auf Ihre Träume oder Gedanken, die nur mal so aufblitzen. Schreiben Sie alles in Ihre Datei oder Ihr Notizbuch. Wenn Sie Ihre Inspirationen nicht aufschreiben, besteht die Gefahr, dass Sie sie sofort wieder vergessen. So aber halten Sie sie fest und können ihnen nochmals nachgehen. Wer weiß, was aus ihnen dann noch wird?

Wenn der Baum geboren wird, ist er nicht sofort groß.
Wenn er groß ist, blüht er nicht sofort.
Wenn er blüht, bringt er nicht sofort Früchte hervor.
Wenn er Früchte hervorbringt, sind sie nicht sofort reif.
Wenn sie reif sind, werden sie nicht sofort gegessen.
AEGEDIUS VON ASSISI

Ihre Begabungen, Fähigkeiten und Interessen

Was fällt Ihnen spontan ein, wenn Sie an Ihre Kompetenzen und Talente denken? Nichts? Es kann tatsächlich sein, dass Sie dies erst einmal so einschätzen. Weil wir immer denken, dass Fähigkeiten etwas ganz Besonderes, Außergewöhnliches sein müssen. Aber das ist absolut nicht der Fall. Wenn Sie sich mit den folgenden Fragen beschäftigen, werden Sie Fähigkeiten entdecken, die Sie persönlich auszeichnen. Vielleicht können Sie sehr gut erklären. Sie selbst sehen das als völlig normal an, aber Ihr Gesprächspartner versteht das, was Sie ihm erklären, viel besser als von anderen. Oder Sie verstehen sehr schnell, worum es bei einer Sache geht. Bei einer Diskussion zum Beispiel. Ihre rasche Auffassungsgabe hilft Ihnen, Dinge eindeutig zu benennen, Klarheit und Struktur in das Gespräch zu bringen und sich nicht in Nebenthemen zu verheddern. Hier geht es also um die Fragen: Was können Sie gut – vielleicht auch gerade, weil Sie älter sind? Was möchten Sie gern weiterentwickeln?

- Was hat Ihnen als Kind besonders viel Spaß gemacht? Hatten Sie einen Traum, was Sie unbedingt einmal sein oder haben wollten?

- Gab es Dinge, für die Sie früher viel Lob, vielleicht sogar auch Bewunderung erhielten?

- Haben Sie früher andere Interessen und Hobbys gepflegt als heute? Warum? Was hat Sie daran gehindert, sie weiterzuverfolgen?

- Was machen Sie in Ihrem Beruf gern? Was haben Sie – falls Sie schon im Ruhestand sind – früher am liebsten gemacht?

- Was war es, das Ihnen an diesen Dingen besonders gefallen hat?

- Was ging Ihnen dabei besonders leicht von der Hand?

- Was haben Sie dabei gelernt, das Sie auch in anderen Gebieten anwenden könnten?

- Wofür bekommen Sie gegenwärtig Anerkennung und Wertschätzung? Und woran merken Sie dies?

- Gibt es Pflichten, die Sie früher gern übernommen haben? Welchen kommen Sie heute gern nach?

- Was machen Sie gern und oft, wenn Sie Zeit haben?

- Wobei vergessen Sie komplett die Zeit, weil Sie so im Flow sind?

- Was können Sie – Ihrer Meinung nach, aber auch aus Sicht von Freunden oder Bekannten – besser als andere?

- Wo halten Sie sich am liebsten auf? Wie ist diese Umgebung beschaffen?

- Mit wem sind Sie besonders gern zusammen: mit Kindern, Jugendlichen oder Älteren? Oder spielt Alter für Sie überhaupt keine Rolle – Hauptsache, es ist gesellig?

- Bei welchen Sendungen und Themen schauen Sie im Fernsehen besonders aufmerksam hin, stellen das Radio lauter oder bleiben beim Lesen hängen? Was sind Ihre liebsten Gesprächsthemen?

Falls es mehr als drei sind, bringen Sie diese in eine Reihenfolge und schreiben Sie die Ziffern jeweils vor die Themen: 1 ist das für Sie interessanteste Thema, 2 das zweitinteressanteste etc.

Architektur
Autos
Bildung
Bücher & Lesen
Demokratie & Freiheit
Ernährung
Familie
Flüchtlinge & Menschenrechte
Frieden & Gerechtigkeit
Garten
Geschichte (welche?)
Gesellschaft
Gesundheit
Handwerk (welches?)
Hospiz & Sterbebegleitung
Literatur
Mode & schöne Dinge
Musik
Natur
Öffentlichkeitsarbeit
Ökologie & Nachhaltigkeit
Politik
Psychologie & Verhalten
Reisen & andere Kulturen
Religion & Philosophie
Soziales & Soziale Arbeit
Sport (welcher?)
Theater
Tiere, Tierschutz, Tierwohl
Umwelt & Umweltschutz
Verkehr & Transport
Wirtschaft & Geld
Wissenschaft & Technik
Wohnen & Nachbarschaft

Weitere Themen, die Sie interessieren:

___

___

___

___

- Worüber könnten Sie aus dem Stegreif etwas erzählen, weil Sie eine Menge darüber wissen?

- Wenn Sie sich aus der folgenden Übersicht etwas für sich aussuchen könnten – was spricht Sie spontan am meisten an?

mehr für die Familie und Freunde da sein
betreuen oder begleiten
handwerklich und kreativ arbeiten
unterrichten und weiterbilden
mich persönlich weiterbilden
politisch aktiv sein
beraten oder coachen
mehr im Haushalt tun
mehr mit Tieren zusammen sein
kulturell aktiver sein

Weitere Ideen, die Sie eventuell haben:

- Wen würden Sie, wenn Sie gern helfen möchten, am liebsten unterstützen? Kinder bei den Hausaufgaben, Jugendliche, die sich bewerben, Arbeitslose auf dem Weg zurück in den Beruf, Kranke, denen Sie beistehen können …?

___

___

___

- Was macht Ihnen Spaß, wozu andere überhaupt keine Lust haben? Vielleicht aufräumen, putzen, bügeln oder die jährliche Steuererklärung?

___

___

___

- Mal angenommen, Geld würde überhaupt keine Rolle spielen – was würden Sie dann in den nächsten Jahren am liebsten tun?

___

___

___

- Was liegt Ihnen besonders am Herzen? Zum Beispiel, dass es Ihrer Familie gut geht, dass Sie das tun, zu dem Sie bisher noch nicht gekommen sind, dass …

- Wenn Sie in eine schöne Zukunft schauen könnten und den nächsten zehn Jahren eine Überschrift geben sollten – welche wäre das?

Ergänzen Sie Ihre Aufzeichnungen, wann immer Ihnen noch etwas einfällt.

Schauen Sie sich Ihre Notizen dann immer mal wieder zwischendurch an. Besonders, wenn Sie merken, dass Ihr Selbstbewusstsein schwächelt. So werden Sie sich Ihrer Fähigkeiten immer bewusster.

Was macht Sie einzigartig?

Sie können die ganze Welt absuchen – es wird nirgendwo auf Erden einen Menschen geben, der genauso lebt, denkt, fühlt und aussieht wie Sie. Was ist es, das Sie von den anderen Menschen unterscheidet, was macht Ihre Einzigartigkeit aus? Die folgenden Fragen bringen Sie Ihren Antworten näher.

- Was ist Ihnen persönlich besonders wichtig? Denken Sie bei der Beantwortung dieser Frage einfach an wichtige Entscheidungen, die Sie schon getroffen haben. Dahinter finden Sie das, was Ihnen wichtig ist. Ist es Freiheit und Unabhängigkeit? Gesundheit? Sicherheit? Oder die Verbundenheit mit anderen Menschen?

- Was macht Ihrer Meinung nach Ihren Charme aus?

- Wenn Sie an Ihren Mann, Ihre Frau, Ihre Kinder, Freunde oder Bekannte denken – welche Stärken, Eigenschaften und Besonderheiten haben Sie Ihrer Meinung nach in deren Augen? Falls Sie es nicht wissen, bitten Sie vier Menschen, die Sie gut kennen und denen Sie vertrauen, um eine kurze Antwort. Was haben Sie über sich erfahren?

- Welche positiven Eigenschaften Ihrer Persönlichkeit kommen bei bestimmten Tätigkeiten besonders gut zur Geltung? Beispiel: Wenn Sie gern viele Menschen um sich haben und möchten, dass diese sich wohlfühlen, dann sind Sie wahrscheinlich auch eine gute Gastgeberin oder ein guter Gastgeber.

- Sind eher introvertiert und halten sich lieber im Hintergrund? Oder leben Sie richtig auf, wenn Sie Publikum haben?

- Welchen Gewinn können Sie aus Ihren ausgeprägtesten Wesensmerkmalen ziehen? Gelingt es Ihnen beispielsweise, dass andere Menschen Ihnen Vertrauen schenken, weil Sie so eine ruhige, verlässliche und wohltuende Ausstrahlung haben?

  Meine charakteristischsten Wesensmerkmale haben die Vorteile …

- Und schließlich: Was benötigen Sie, um sich richtig wohlzufühlen? Wie sieht der Ort aus, auf den Sie sich freuen und zu dem Sie immer wieder gern gehen?

Fertig, herzlichen Glückwunsch! Wenn Sie sich intensiv mit den Fragen beschäftigt haben, dann haben Sie nun sehr viele Aspekte Ihrer Persönlichkeit klar vor Augen. Und eine Vorstellung davon, was neue Aufgaben und Inhalte bieten sollten, damit Sie glücklich und zufrieden sind. Haben Sie dieses Bild von sich erwartet? Oder sind Sie überrascht, wie komplex und vielseitig Sie sind? Was ist für Sie klarer geworden? Vielleicht, in welchem Bereich Sie sich engagieren wollen? Vielleicht sind es ja auch zwei oder drei Bereiche? Sie können eine Weiterbildung machen und trotzdem für Ihre Familie da sein. Das ist einfach eine Frage der Zeiteinteilung. Oft lassen sich Bereiche auch prima kombinieren. Wenn Sie sich zum Beispiel sowohl für Tiere als auch in der Politik engagieren wollen – dann könnte eine Aufgabe im Tierschutz eine spannende Option sein.

Und natürlich kann auch Ihr Hobby eine echte Aufgabe und zum Lebensinhalt werden. Falls Sie während Ihrer Berufstätigkeit keine Zeit hatten, sich Ihrem Hobby zu widmen, dann ist auch der Beginn des Ruhestands ein idealer Zeitpunkt, es wiederzubeleben. Und sich mit ihm eine Welt voller Freude und wahrscheinlich auch frischer Kontakte – die wir zum Jungbleiben ja auch brauchen – neu zu erschließen.

Vergessen Sie nicht: Sie sind einzigartig. Mit all Ihren Fähigkeiten und Begabungen, mit denen Sie sich selbst und anderen Freude bereiten können. Sie brauchen nur den Mut und das Selbstbewusstsein, Ihre Einzigartigkeit zu leben.

»Was finde ich spannend? Welche Aufgabe könnte meine werden?«

Schauen Sie Ihre Antworten nun nochmals genau an und überlegen Sie, in welchem der folgenden Bereiche eine Aufgabe sein könnte, die Sie glücklich und zufrieden macht, z. B.:

- Ich möchte künftig zunächst mehr Zeit für mich selbst haben, Zeit, in der ich mich intensiv meinen Hobbys, Reisen oder auch einer Weiterbildung, die ich gern machen würde, widmen kann.
- Ich möchte mehr Zeit mit meiner Familie und Freunden verbringen.
- Ich kann mir vorstellen, Menschen in schwierigen Situationen zu unterstützen.
- Ich würde gern mehr für Kinder und junge Menschen da sein.
- Ich kann mir vorstellen, meine Berufs- und Lebenserfahrung weiterzugeben.
- Ich würde mich gern für die Natur oder Tiere engagieren.
- Ich möchte mich politisch, kirchlich oder kulturell einbringen.

Am interessantesten und passendsten für mich finde ich eine Tätigkeit im Bereich von

____

____

Ich könnte mir daher vorstellen, dass ich …

____

____

Ich werde mich bis zum ______________ informieren und recherchieren, welche Möglichkeiten sich mir bieten. Menschen in meinem Freundes- und Bekanntenkreis, die mir mit Informationen ebenfalls weiterhelfen könnten, sind

____

____

Wenn Sie jetzt Augen und Ohren offenhalten und Ihren Interessen und Fähigkeiten folgen, werden Sie über kurz oder lang bestimmt den richtigen Aufgabenbereich für sich finden.

Glauben Sie an sich!

In zwanzig Jahren wirst du dich mehr ärgern über die Dinge, die du nicht getan hast, als über die, die du getan hast. Also wirf die Leinen und segle fort aus deinem sicheren Hafen. Fange den Wind in deinen Segeln. Forsche. Träume. Entdecke.

MARK TWAIN

Ab jetzt gilt: Leben Sie Ihre Talente aus, tun Sie etwas dafür, damit Ihre Wünsche und Träume Wirklichkeit werden! Dabei zählt, was Sie selbst erreichen wollen und sich zutrauen, und nicht, ob andere Ihnen einreden wollen, Sie könnten etwas nicht oder seien zu alt. Längst Schnee von gestern sind Volksweisheiten wie »Was Hänschen nicht lernt, lernt Hans nimmermehr«. Heute gilt »Was Hänschen und Gretchen nicht lernen, lernen Hans und Grete eben später«. Die grenzenlose Lernfähigkeit unseres Gehirns haben wir uns ja schon ausgiebig angeschaut und die

Wirklichkeit ist voll von beeindruckenden Beweisen dafür. Menschen im Ruhestand, die in die Hörsäle der Universitäten drängen, sind nur ein Beispiel dafür. Auch im reiferen Alter kann man, selbst wenn es gelegentlich langsamer geht, neue Berufe, Sprachen, Instrumente, Sportarten und vieles mehr lernen. Und natürlich auch in seinem Beruf weiter tätig sein.

Vermeiden Sie daher bitte unbedingt, dass Sie ein Verhalten oder eine Veränderung, die Sie an sich beobachten – wie zum Beispiel »Ich komme immer so leicht aus der Puste« –, automatisch auf Ihr Älterwerden beziehen. Wenn Sie nicht mehr so lange wandern oder laufen können, liegt das wahrscheinlich nicht an Ihrem Alter, sondern eher an einer lebensstilbedingten Erschlaffung und daran, dass Ihre Muskeln und Kondition nicht in Form sind. Das beginnt häufig schon in der Mitte des Lebens, man hört sich dann scherzhaft und mit einem koketten Lächeln sagen: »Ach, in meinem Alter geht das nicht mehr so leicht.« Gefährlich, wenn wir an die Selffulfilling Prophecy (Kapitel 3) denken! Hier kurz zur Erinnerung: Kommen Sie am besten gar nicht auf den Gedanken, dass Sie aus Altersgründen etwas nicht mehr tun können! Wenn es für Sie sinnvoll erscheint, werden Sie die Motivation und Leidenschaft haben, sich dieser Sache zu widmen. Und werden Erfolg haben!

Ob Sie also schrille Klamotten tragen möchten, weiter in Ihrem Beruf arbeiten, sich beruflich, persönlich oder bei der Einrichtung Ihrer Wohnung nochmals neu erfinden wollen, ob Sie im Kletterwald zwischen Bäumen hangeln, ein Instrument lernen oder ein Studium beginnen möchten: Geht nicht, gibt's nicht. Erlaubt ist, was Ihnen gefällt und was Ihre Lebensenergie sprudeln lässt. Denn auch unerfüllte Sehnsüchte können genau wie negative Gedanken, Ärger, Ängste und zu viele Sorgen das Leben verkürzen. Weil sie inneren Stress bereiten und – ganz abgesehen davon, dass wir durch Dauerstress schneller altern – wir uns damit selbst unserer Möglichkeiten und damit unserer Lebensqualität berauben.

Wie Sie Ihre Pläne Schritt für Schritt in die Tat umsetzen

Astrid Lindgren hat einmal gesagt: »Alles, was an Großem in der Welt geschah, vollzog sich zuerst in der Phantasie des Menschen.« Mit anderen Worten: Alles war zuerst nur eine luftige Idee, die man konsequent und überzeugt weiterverfolgt hat. Widmen Sie Ihrer Idee also Zeit und beschäftigen Sie sich intensiv mit ihr.

Reservieren Sie in Ihrem Notizbuch einige Seiten für Ihre Vorhaben und/oder Ihren Lebenstraum.

- Machen Sie Ihren Traum zum Ziel und schreiben Sie auf, bis wann Sie ihn verwirklichen möchten.
- Notieren Sie alle notwendigen Voraussetzungen, die gegeben sein müssen, damit Sie Ihr Ziel erreichen können. Prüfen Sie, was Sie an der Umsetzung hindern könnte. Gehen Sie diese Dinge an, bis der Weg zu Ihrem Ziel frei wird.
- Unterteilen Sie den Weg zu Ihrem Ziel in Etappenziele, die gut zu schaffen sind. Wenn Ihnen schon beim Gedanken an Ihr Vorhaben flau wird, weil es Ihnen so groß erscheint – überlegen Sie, was der nächstkleinere Schritt ist. Und wenn auch dieser noch zu groß erscheint, unterteilen Sie ihn in weitere Minischritte. Auch mit der kleinsten Bewegung in die richtige Richtung kommen Sie voran.
- Verkürzen Sie die Wegstrecke so lange, bis Sie gut von einem Zwischenziel zum nächsten kommen.
- Verfolgen Sie Ihr Ziel, bleiben Sie dran! Schwierigkeiten unterwegs gehören dazu, sie sind völlig normal.
- Belohnen Sie sich, wenn Sie Etappenziele erreicht haben, genießen Sie das Gefühl des Erfolgs, wenn es durch jede Zelle Ihres Körpers strömt.
- Und feiern Sie sich, wenn Sie am Ziel angekommen sind und Ihren Traum leben!

Dranbleiben in schwierigen Zeiten

Läuft alles gut, ist es leicht, seine Ziele mit Engagement zu verfolgen. Aber wenn Schwierigkeiten auftauchen, wenn die Überzeugung, »das ist genau das Richtige für mich«, Zweifeln oder dem Gefühl »ich schaffe das ja doch nicht« weicht, dann wird es mühsam. Die folgenden Methoden unterstützen Sie dabei, die Motivation nicht zu verlieren und Ihre Ziele weiterzuverfolgen.

▷ Erfolgslifeline

Wenn Erfolgserlebnisse rar gesät sind, hilft es, Ihre großen und kleinen Erfolge, die Sie im Laufe Ihres Lebens bereits erreicht haben, aufzuschreiben. Und zwar gleich auf die freien Seiten hinter Ihrer Glücksdatei (Kapitel 3). Dann können Sie bei akutem Motivationsverlust sagen: »Ja, stimmt, das hier ist jetzt wirklich kniffelig. Aber ich habe eine ähnliche Situation schon einmal bewältigt. Ich kann es also. Und werde auch diese Situation bald zu meinen Erfolgen zählen.« Halten Sie sich also wie an einer Lifeline auf einem Schiff an den großen und kleinen Siegen auf Ihrer Liste fest. Nutzen Sie am besten die Herausforderung selbst als Sprungbrett für ein bereicherndes neues Erfolgserlebnis.

▷ Tun als ob

Wenn Sie zwar an Ihr Ziel glauben, aber einen Rest Unsicherheit verspüren, ob Sie je dort ankommen, dann tun Sie »als ob«. Verhalten Sie sich schon jetzt so, als wäre es die selbstverständlichste Sache der Welt, dass Sie irgendwann Ihr Ziel erreichen werden. Denn was auch immer Sie anstreben und ob Sie Ihre Fähigkeiten und Talente entfalten, hängt entscheidend davon ab, ob Sie an sich selbst glauben. Wenn Ihnen dies nicht gelingt, spielen Sie es sich vor. Ihr Unterbewusstsein nimmt diese Botschaft auf und wird Ihre Handlungen immer mehr auf Ihr Ziel ausrichten.

»Tun als ob«

»Zu tun als ob« ist eine wunderbar einfache und wirkungsvolle Methode, um wieder neue Kraft für Ihr Vorhaben zu schöpfen. Nehmen Sie sich eine halbe Stunde Zeit und stellen Sie sich vor, dass Sie keinen Zweifel daran haben, Ihren Plan, Ihr Projekt oder Ihren Lebenstraum erfolgreich durchzuziehen. Welches Gefühl entsteht in Ihnen? Wie verhalten Sie sich mit diesem Gefühl anderen Menschen gegenüber? Was sagen Sie denjenigen, die behaupten, das sei nichts mehr für Sie? Wie fühlt es sich an, wenn Sie beispielsweise im Gespräch mit Menschen, die an Ihnen zweifeln, ruhig und sachlich erläutern, warum Sie es ganz gewiss schaffen werden? Spielen Sie diese positive Vorstellung, wie Sie Ihr Vorhaben bravourös meistern, bis in alle Einzelheiten durch – zuerst im Sessel oder auf dem Küchenstuhl, dann mit selbstbewusster Haltung vor dem Spiegel – am besten vor einem, in dem Sie sich komplett sehen können.

Wenn Sie mindestens einmal täglich »so tun als ob«, ersetzen Sie Stück für Stück den alten Glaubenssatz »Ich schaffe das nicht« durch den neuen »Es wird mir gelingen!«, der Ihrem Unterbewusstsein die Botschaft sendet, dass Sie es können. Sie werden sich später in der realen Situation tatsächlich besser und sicherer fühlen.

▷ Powerhaltungen

Und schließlich können wir auch durch die Art, wie wir sitzen, stehen und gehen, unsere Laune und Motivation beeinflussen. Dass Körperhaltungen die Stimmung verändern, ist wissenschaftlich bestens erforscht. So senkt die »Siegerpose« den Cortisolspiegel im Blut, den wichtigsten Stressmarker, in kürzester Zeit um gute zwanzig Prozent! Gleichzeitig steigt der Testosteronspiegel an – so, als hätte man gerade tatsächlich gewonnen. Wenn Sie dagegen Kopf und Schultern hängen lassen, steigt der Cortisolspiegel sofort.

Sie können es beim nächsten Stimmungstief gleich ausprobieren. Mit den folgenden Körperhaltungen vertreiben Sie negative Gefühle und holen sich stattdessen Energie und Kraft. Wenn Sie dabei lächeln, verstärken Sie die Wirkung noch.

Powerhaltungen für neue Energie

- Die Siegerpose

Stellen Sie sich breitbeinig hin, formen Sie mit Ihren Armen ein V und strahlen Sie, als hätten Sie gerade einen Grand Prix gewonnen. Das können Sie noch verstärken, wenn Sie sich dabei im Spiegel betrachten. Am Anfang mag Ihnen das reichlich seltsam vorkommen, aber Sie werden sehen – je mehr Sie sich selbst Mut zulächeln, umso mehr verbindet sich dieses Bild mit Ihrem Unterbewusstsein und Ihr Glaube an Sie selbst wächst.

- Kopf hoch

Es ist mehr als eine Redensart: Nehmen Sie den Kopf hoch, wenn Sie mutlos sind! Allein weil Ihr Blick nicht mehr auf den Boden gerichtet ist und sich Ihr Blickfeld erweitert, fühlen Sie sich besser.

Sie werden immer wieder, wenn Sie sich etwas Neues vornehmen, vor Herausforderungen stehen, die Sie an sich zweifeln lassen. An denen Sie aber wachsen und innere Stärke entwickeln, wenn Sie sie im Vertrauen auf all die Fähigkeiten und Erfahrungen, die in Ihnen stecken, mutig angehen. Auch Mut ist wie ein Muskel, der stärker wird, wenn er gebraucht wird. Die folgenden Worte, die Albertus Magnus zugeschrieben werden, inspirieren auch mich immer wieder, wenn meine Motivation zu schwinden droht. Daher möchte ich sie Ihnen gern mitgeben:

> »Ich werde täglich etwas tun und ich werde nicht mit Vorurteilen mein Tun blockieren. Ich werde nicht die Methode zerreden, bevor ich begonnen habe. Ich werde anfangen. Ich werde etwas tun. Ich weiß, dass sich meinem Tun Hindernisse in den Weg stellen. Ich weiß aber auch, dass Hindernisse zum Leben gehören. Deshalb

werden sie mich weder überraschen noch entmutigen. Ich werde beharrlich weiterüben und die Vorstellung Wirklichkeit werden lassen. Wer das Tun vor die Kritik stellt, hat Erfolg. Wer seine Unzulänglichkeit bejaht und sie als Faktor erkennt, wird sie überwinden.«

»Wie ich mehr an mich glaube«

Mit dem Glauben an sich selbst – auch wenn Sie ihn vielleicht erst einmal wie eine Schauspielerin oder ein Schauspieler mimen – haben Sie einen magischen Schlüssel in der Hand, der Ihnen eine neue Sichtweise auf sich selbst und damit ein glücklicheres und erfüllteres Leben ermöglicht.

Welche Beispiele im Freundes- und Bekanntenkreis oder auch von mir selbst habe ich, die den Satz »Was Hänschen und Gretchen nicht lernen, lernen Hans und Grete eben später« belegen?

____

____

Was tue ich, wenn mich die Motivation auf dem Weg zu meinem Ziel verlässt?

____

____

Was könnte ich tun, um schnell ein Erfolgserlebnis zu haben?

Was antworte ich jemandem, der mir entgegnet, dass meine Idee in meinem Alter eine totale »Schnapsidee« ist?

Womit belohne ich mich, wenn ich Etappenziele erreicht habe?

»Ich bleib dann mal jünger«-Coaching

Wenn Sie neue Aufgaben angehen oder Ihre vorhandenen weiter ausüben wollen, dann handeln Sie stets so, dass es Ihnen guttut. Überfordern Sie sich nicht, machen Sie nicht zu viel auf einmal und haben Sie auch keine zu hohen Erwartungen an andere und an sich selbst. Denken Sie dran: Auch die kleinste Aufgabe, die Sie übernehmen und regelmäßig ausüben, schenkt Ihnen das Gefühl von Sinn und Gebrauchtwerden.

Diese Gewohnheit möchte ich hinsichtlich meiner aktuellen und künftigen Aufgaben und Lebensinhalte gerne entwickeln:

Erreichen möchte ich damit, dass …

Die neue Gewohnheit zu entwickeln gelingt mir, indem ich …

Damit beginnen werde ich am

4

»Wie läuft's?«-Check

Überprüfen Sie hier nach zwei oder mehr Wochen, ob Sie schon an Ihren »Aufgaben- und Lebensinhaltsschrauben« gedreht haben und wie es Ihnen damit geht.

Was habe ich hinsichtlich der Aufgaben und Inhalte in meinem Leben verändert?

Wie geht's mir mit meinen neuen Gewohnheiten?

Welche sichtbaren und spürbaren Veränderungen erlebe ich?

Wenn ich noch mehr an meinen »Aufgaben- und Inhaltsschrauben« verstellen möchte – woran kann ich dann drehen?

Big 5

Freunde, Beziehungen, Gemeinschaft: Kontakte als Jugendelixier

Im Grunde sind es immer die Beziehungen zu Menschen, die dem Leben seinen Wert geben.
FRIEDRICH WILHELM FREIHERR VON HUMBOLDT

Wir brauchen Menschen

Wenn Sie tatsächlich einmal zu der traumhaften Inselgruppe Okinawa reisen, werden Sie überrascht sein, wie viele alte und sehr alte Menschen dort überall in den Dörfern zu sehen sind. Zum Beispiel am Gateballplatz, wo sich die 80-, 90- und über 100-Jährigen täglich zu einer Partie Gateball treffen. Sie stoßen aber auch beim Einkaufen und auf den Feldern und üppigen Märkten auf sie, wo die Alten neben den Jungen ihr selbstangebautes Obst und Gemüse verkaufen. Überall, wo sich die Gelegenheit ergibt, sind die hochbetagten Okinawer in Kontakt, sie lieben es, Besuch zu haben und ihre Gäste zu bewirten. Man hilft sich gegenseitig mit Rat und Tat, trifft sich zum Schwatz bei Tee und abends wieder auf dem Dorfplatz, wo getanzt wird, wo man sich Geschichten erzählt, lacht und bis in die späten Abendstunden leidenschaftlich Karaoke singt.

Moai nennen die Okinawer ihre gesellige Lebensweise – was so viel wie »lebenslanger Freundeskreis« bedeutet. Hochbetagt, aufgeschlossen und kontaktfreudig leben die Okinawer in ihren Familien, und auch wenn sie irgendwann einmal gebrechlich werden, bleiben sie doch ein wertvoller Teil der Gemeinschaft. Dies ist vor allem den Dorfverwaltungen zu verdanken, die eine Menge für den sozialen Zusammenhalt tun. Sie organisieren gesellige Nachmittage, bieten viele Veranstaltungen an und organisieren einmal jährlich auch ein großes Sportfest, für das Jung und Alt das ganze Jahr über trainieren.

»Soziale Fitness«

Den starken Trend zur Vereinzelung und Vereinsamung, wie er in unserer westlichen Welt vor allem im Alter verbreitet ist, kennen die Okinawer nicht. Ein weiterer Grund, warum sie so lange leben. Denn in ihrer geselligen Lebensweise liegt ebenfalls eine Ursache für ihr langsames und gesundes Altern. Jüngste weltweite Forschungsergebnisse belegen, dass die glücklichsten Menschen diejenigen sind, die zu ihrer Partnerin beziehungsweise zu ihrem Partner, zur Familie und zu Freunden eine besonders gute, enge Beziehung haben. Und dass ein stabiles soziales Umfeld nicht nur für unser Wohlbefinden und unsere Gesundheit wichtig ist, sondern dass wir durch den Kontakt mit Menschen auch tatsächlich länger leben und jung bleiben. Einsamkeit und soziale Isolation dagegen erhöhen nachweislich das Risiko für einen vorzeitigen Tod.

Wir brauchen also neben unserer körperlichen und geistigen Leistungsfähigkeit auch noch eine »soziale Fitness«. Haben wir die, erhöhen wir mit jeder einzelnen verlässlichen und intensiven Beziehung unsere Lebensdauer – was amerikanische Forscher in einer Studie mit rund 2700 Patientinnen und Patienten herausgefunden haben. Menschen, die regelmäßig schwammen oder wanderten und ein funktionierendes soziales Netz hatten, lebten bis zu einem Drittel länger als jene Studienteilnehmer, die sportlich nicht aktiv und auch sozial nicht gut eingebunden waren. Selbst wer nur eine halbe Stunde mit Freunden spricht, hat umgehend weniger Stresshormone im Blut. Eine andere Studie zeigte, dass Frauen, die sich regelmäßig mit anderen Frauen austauschten, deutlich weniger sorgenvoll auf das Leben schauten als diejenigen, die keine Gesprächspartnerin hatten. Und bei krebskranken Frauen, die sich wöchentlich in einer Gruppe trafen, war die Überlebensrate doppelt so hoch wie bei jenen ohne feste Gruppe. Auch wer in einer glücklichen Partnerschaft lebt oder auf andere Weise Liebe erfährt, lebt länger. Die Wissenschaftler erklären dies damit, dass Menschen, die Teil eines ausgeglichenen sozialen Gefüges sind, mehr Spaß am Leben haben, sich selbstbewusster, fitter und gesünder fühlen. Und es dann auch sind. Sie sehen sogar jünger aus, weil gemeinsame Unternehmungen, Gespräche, Lachen, Lieben, Singen, Tanzen und Feiern unsere biologische Uhr langsamer ticken lassen. Und daher unbedingt zu unserem Verjüngungsprogramm gehören.

!

Gute Nacht, liebe Freunde

Schlafen Sie gut? Dann könnte es unter anderem an Ihrem Freundeskreis liegen. Wissenschaftler haben festgestellt, dass Menschen, die von guten Freunden umgeben sind, schneller ein- und besser durchschlafen. Gute Freunde sind die, die man nachts anrufen kann und denen man nichts vormachen muss. Und die auch uns nichts vormachen. Die Forschung weiß auch: Wer drei gute Freunde hat, wird seltener krank als Menschen, die zwar viele Bekannte, aber keine guten Freunde haben oder gar einsam sind.

Einsamkeit beschleunigt den Alterungsprozess

Wer sich einsam fühlt und darunter leidet, erlebt emotionalen Stress. Wunden heilen schlechter, das Immunsystem ist schwächer. Das Risiko für Herz-Kreislauf-Erkrankungen, Diabetes und Depressionen steigt. Vorzeitiges Altern, ja sogar der Tod können die Folge sozialer Isolation sein. Eine Auswertung mehrerer Studien mit insgesamt über 300 000 Teilnehmern ergab, dass das Gefühl der Einsamkeit genauso schädlich ist wie das Rauchen von fünfzehn Zigaretten am Tag. Sozial gut vernetzte Menschen hatten im Vergleich zu einsamen Studienteilnehmern ein um fünfzig Prozent geringeres Risiko, verfrüht zu sterben. Und zwar unabhängig von Alter, Geschlecht und dem Gesundheitszustand, den sie zu Beginn der Studie hatten. Man sollte also so früh wie möglich damit beginnen, sich ein Beziehungsnetzwerk aufzubauen, und idealerweise auch in der Nähe von guten Freunden und Bekannten wohnen.

Warum brauchen wir Menschen?

Sie haben das sicherlich auch schon erlebt: Wenn jemand Sie skeptisch oder unfreundlich ansieht, werden Sie unruhig. Wenn jemand Ihnen aber zulächelt, Sie eingeladen werden oder Komplimente erhalten, fühlen Sie sich wohl und sicher. Nichts aktiviert unser Belohnungssystem so sehr, wie von anderen akzeptiert, anerkannt und gemocht zu werden, kurz: dazuzugehören. Warum ist das so? Weil unser Gehirn auf gute zwischenmenschliche Beziehungen programmiert ist, in denen wir uns austauschen können, Sicherheit und Unterstützung erfahren. Unsere Vorfahren lebten im Gruppenverband, der nur funktionierte, wenn alle die Regeln und Normen einhielten. Regelverletzungen hatten üble Folgen, die Gruppe verstieß sie. Was gleichbedeutend mit dem Tod war, da sie ohne die Fürsorge der Gruppe den Gefahren der Steppe schutzlos ausgeliefert waren. Das Programm »Angst-vor-Bestrafung-und-Ausschluss« funktionierte extrem gut, sodass sich alle darum bemühten, sich möglichst »sozial« zu verhalten.

Es verwundert daher nicht, dass uns unser Gehirn mit Glücksgefühlen belohnt, wenn wir uns so verhalten, dass wir nicht anecken. Reine Überlebenstaktik. Dieses Programm läuft auch heute noch in uns ab. Wollen wir uns also wohl und auch zufrieden fühlen und gesund bleiben, sind gute und wohltuende Beziehungen zu anderen für uns unerlässlich.

Verheiratete leben länger

Wussten Sie, dass Verheiratete oder in einer festen Partnerschaft Lebende statistisch älter werden als Alleinstehende? Ein Grund liegt natürlich darin, dass eine gute Partnerschaft Liebe, Zuneigung und Sicherheit schenkt und so schädliche Stresshormone im Zaum gehalten werden. Dass der Familienstand die Lebenserwartung mit beeinflusst, hat bereits 1858 der britische Epidemiologe William Farr herausgefunden. Als er sich französische Sterberegister ansah, entdeckte er einen Zusammenhang zwischen Beziehungsstatus und Langlebigkeit. Seitdem untersuchen Wissenschaftler die Ursachen dafür und haben unter anderem das geregeltere Leben und die gegenseitige Fürsorge, von der Verheiratete profitieren, als Faktoren identifiziert. Kein Wunder: In einer stabilen Partnerschaft erfährt man finanzielle und auch emotionale Unterstützung. Man ist füreinander da und trägt für die Kinder die gemeinsame Verantwortung. Was häufig dazu führt, dass man gesünder lebt und schädliche Gewohnheiten wie Rauchen oder übermäßigen Alkoholkonsum tendenziell seltener entwickelt.

Die Friedenskerze

Wenn Sie sich mit Ihrem Lebensmenschen gestritten haben, dann gibt es ein schönes Ritual, wieder zueinanderzufinden: Zünden Sie, sofern Sie eine haben, Ihre Hochzeitskerze an, sobald Sie zur Versöhnung bereit sind. Sie können natürlich auch irgendeinen anderen Gegenstand symbolisch aufladen. Wenn Sie oder Ihr Partner oder Ihre Partnerin diesen dann auf den Tisch stellt, ist dies das Signal für »genug gestritten«.

In festen Partnerschaften lebt man in der Regel auch weniger riskant. Was vor allem für Männer gilt, denn Frauen bitten ihren Mann deutlich häufiger als umgekehrt, doch mal zum Arzt zu gehen, nicht so schnell zu fahren oder sich eine wärmere Jacke anzuziehen. Männer, die von Haus aus eher zu riskanterem Verhalten neigen, profitieren daher laut einer tschechischen Studie durch eine Heirat mehr von der Partnerschaft als Frauen. Und leben bis zu neun Jahre länger als männliche Singles. Verheirateten Frauen dagegen schenkt der Trauschein der Studie zufolge nur sieben Jahre mehr.

Kontaktbedürfnisse sind verschieden

So einzigartig wir alle sind, so unterschiedlich ist auch unser Bedürfnis nach Kontakt. Sind wir eher extrovertiert, suchen wir den Kontakt, lieben den Austausch und kommen sofort mit jedem ins Gespräch. Eher introvertierte Menschen verspüren dagegen mehr das Bedürfnis, sich zurückzuziehen. Sie brauchen mehr Zeit, Raum und Ruhe für die Beschäftigung mit sich selbst.

Wenn man über ein großes Netzwerk mit vielen Kontakten verfügt, heißt das allerdings noch lange nicht, dass es funktioniert und man sich auf die Menschen, die dazugehören, auch verlassen kann. In einer Situation, in der man Unterstützung und Hilfe von anderen braucht, kann ein kleines, aber stabiles Netzwerk mit starken, intensiven Beziehungen viel effektiver und unterstützender sein. Die Devise ist also nicht »je mehr Kontakte ich habe, umso besser«, sondern »Klasse statt Masse«. Aber von nichts kommt nichts. Damit wir uns auf Freunde und gute Bekannte auch im Notfall verlassen können, müssen wir in diese wertvollen Kontakte Zeit und Energie investieren und uns unsererseits regelmäßig um sie kümmern.

»Meine Menschen«

Wenn Sie Lust und eine halbe Stunde Zeit haben, dann werfen Sie doch mal einen genaueren Blick auf die Menschen in Ihrem Leben und wie Sie mit ihnen in Beziehung stehen. Statten Sie sich mit einem Stift oder auch einigen Buntstiften und zwei Din-A4-Blättern aus.

- Auf das erste Blatt malen Sie nun mittig einen Kreis (ungefähr mit drei Zentimetern Durchmesser). In diesen Kreis schreiben Sie nur »Ich«.
- Auf das zweite Blatt notieren Sie nun die Namen der Menschen, die Sie regelmäßig sehen, mit denen Sie in Kontakt sind (junge Menschen, ältere, Kinder, Jugendliche – schreiben Sie hier jeden auf, der Ihnen einfällt).
- Jetzt legen Sie beide Blätter nebeneinander. Überlegen Sie dann bei jedem Namen, den Sie auf das zweite Blatt geschrieben haben, wie die Qualität der Beziehung zu dieser Person ist. Wenn es beispielsweise Ihr Partner oder Ihre Partnerin ist und Sie eine schöne, harmonische Beziehung haben, dann schreiben Sie den Namen ganz nah neben Ihren Ich-Kreis und verbinden beides mit einem kurzen, dicken Strich. Sie können auch gern einen farbigen Stift nehmen. Grün für sehr gute Beziehungen, Rot für eher angespannte und Blau für neutrale.
- Verfahren Sie so mit allen Namen. Je intensiver und vertrauter die Beziehung ist, umso näher ist der Name an Ihrem Ich-Kreis und umso dicker und kürzer ist auch der (grüne) Strich. Je unverbindlicher der Kontakt ist, umso weiter ist der Name von Ihrem Ich-Kreis entfernt und umso dünner und länger ist der Strich. Es kann aber natürlich auch Menschen geben, mit denen Sie eine herzliche Beziehung verbindet, die Sie aber nur sehr selten sehen. Dann befindet sich der Name zwar in einiger Entfernung zu Ihrem Ich-Kreis, aber die Linie ist dennoch grün und dick. Für schwierige oder wenig konstante Beziehungen können Sie auch eine unterbrochene oder geschlängelte Linie zeichnen.

Wenn Sie alle Beziehungen auf diese Weise gekennzeichnet haben, betrachten Sie Ihr Bild eine Weile. Was denken Sie? Dass Sie ganz schön viele gute Beziehungen haben? Oder dass es einige gibt, von denen Sie dachten, dass sie näher sind, als es nun den Anschein hat? Mit wem würden Sie gern mehr Kontakt haben? Oder auch andersherum: Mit wem von den Menschen, die ganz nah an Ihnen dran sind, würden Sie eigentlich lieber weniger Kontakt haben, weil dieser Kontakt sehr viel Energie bindet, die Sie lieber woanders einsetzen würden?

Soziale Beziehungen halten uns aber nicht nur länger gesund und lassen uns dadurch länger leben – sie helfen uns auch dabei, dass wir unser Leben tatsächlich so gestalten, wie wir es gern möchten. Zu diesem Ergebnis kam die »Vermächtnisstudie«, die die Wochenzeitung ›Die Zeit‹, das Wissenschaftszentrum Berlin für Sozialforschung und das Institut für angewandte Sozialwissenschaft (infas) 2016 durchführt haben. Rund dreitausend Menschen in Deutschland beantworteten Fragen zu verschiedenen Lebensbereichen. Dabei zeigte sich, dass Menschen, die einen vielschichtigen Freundes- und Bekanntenkreis hatten, sich insgesamt wohler und sicherer fühlen. Und auch eher bereit waren, ihre Komfortzone zu verlassen und neue Dinge auszuprobieren.

All das trägt dazu bei, dass wir selbstbewusster, entspannter und zuversichtlicher unsere Zukunft gestalten. Und deshalb weniger schädliche Stresshormone in unserem Körper herumwirbeln, als es der Fall wäre, wenn wir keinen Rückhalt durch die Menschen in unserem Leben hätten. Sie erinnern sich: weniger Stresshormone = langsameres Altern. Unser soziales Netzwerk hält uns also auch deshalb jung, weil es uns bei unseren Plänen und Visionen für unsere Zukunft Sicherheit gibt.

»Meine Menschen und ich«

Es ist völlig normal, dass sich Beziehungen und Freundschaften verändern – einfach weil wir Menschen uns durch unsere unterschiedlichen Lebenswege verändern. In jeder Lebensphase entwickeln wir andere Interessen und Werte. Ja, es gibt Freundschaften, die ein Leben lang halten. In der Regel trennen sich aber auch Freundschaftswege und neue entstehen. Vielleicht finden die alten sich einmal wieder zusammen, vielleicht bleibt es aber auch bei der gemeinsamen Wegstrecke in der Vergangenheit und den Erinnerungen daran. Wenn Sie sich Ihr Netzwerk aus dem Impuls »Mein Netzwerk« ansehen – wie sieht es aus? Ist es eng geknüpft mit vielen dicken, kurzen Strichen? Oder eher locker und überschaubar? Was fällt Ihnen bei Ihren Kontakten auf?

Habe ich eine Familie, pflege ich Freundschaften und auch meinen Bekanntenkreis? Bin ich täglich im Kontakt mit vertrauten und lieben Menschen?

____

____

____

Was hat mich möglicherweise daran gehindert, mit Menschen in Kontakt zu treten? Angst? Mangelndes Selbstbewusstsein?

____

____

Was sind wichtige Voraussetzungen für mich, um Menschen vertrauen zu können und eine Freundschaft zu beginnen?

Habe ich Menschen, auf die ich mich wirklich verlassen und mit denen ich auch über meine Sorgen sprechen kann? Falls nicht, wäre ich bei großen Problemen auch bereit, Kontaktmöglichkeiten wie die Telefonseelsorge zu nutzen?

Habe ich Hobbys, bei denen ich mit Menschen zusammenkomme? Wenn ja, wie oft ist das der Fall?

Lebe ich in einer Beziehung? Pflege ich Freundschaften? Habe ich – außer meinen beruflichen Kontakten – auch noch andere Menschen, mit denen ich ab und an etwas unternehme?

Falls nicht – wie und wo könnte ich mehr in Kontakt gehen? Könnte ich vielleicht alte Freundschaften oder Bekanntschaften wiederbeleben, die auf meinem Netzwerkbild ganz am Rand stehen und zu denen es nur einen dünnen Verbindungsstrich gibt? Könnte ich einen Sportkurs machen, in einen Literaturzirkel gehen oder in einem Verein oder einer Organisation, die ich mit meinen Vorlieben verbinden kann, neue Leute kennenlernen? Oder vielleicht in einem Chor mitsingen? Oder bei einem Projekt – auch ehrenamtlich – mitarbeiten?

Wie und wann gehe ich das am besten an?

Beziehungen erleben, aufbauen und pflegen

Ging es Ihnen auch so? Nachdem wir in der akuten Coronaphase alle unsere Kontakte – auch die körperlichen – notgedrungen auf ein Minimum reduziert hatten, war es wie eine Befreiung, als wir uns wieder unbeschwerter treffen und auch umarmen konnten. Ich habe jedes dieser ersten Treffen mit Freundinnen, Freunden und Bekannten sehr intensiv genossen. Das Wohlgefühl, das dabei durch meinen Körper floss, war zu meinem eigenen Erstaunen um ein Vielfaches höher und auch im Nachhinein beim Gedanken an dieses gemeinsame Erlebnis noch viel greifbarer als vor der coronabedingten Kontaktabstinenz.

Ich habe mich natürlich gefragt, warum dies so ist, und meine Antwort gefunden: Ich habe diese ersten Treffen als etwas ganz Besonderes empfunden und sie daher auch so intensiv erlebt und mich vielleicht noch mehr als sonst auf sie eingelassen. Eben weil sie – nach der Coronaerfahrung – alles andere als selbstverständlich waren. Erinnern wir uns an die Männer im Kloster, von denen im dritten Kapitel die Rede war. Sie verjüngten ihren Körper und Geist nur deshalb, weil sie sich emotional komplett in ihre Vergangenheit zurückgebeamt haben.

Mit unseren Kontakten ist es genauso. Je mehr wir diese in der Realität »erleben«, also die Verbindung zu anderen bewusst spüren, desto mehr bremsen sie unser Alter aus. Freundschaften tun uns ja gerade deshalb so gut, weil sie uns das Gefühl geben, verstanden zu werden, wir uns aufgehoben und sicher fühlen. Allerdings machen uns dreihundert Freunde auf Facebook nicht unsterblich – weil sie in keiner Weise an die echten Freundschaften im Leben heranreichen. Wenn wir uns immer nur Mails schicken oder in sozialen Medien chatten, bekommen wir nämlich lediglich einen Bruchteil der Informationen, die wir brauchen, um andere Menschen wirklich zu verstehen. Sich online auszutauschen ist prima. In der Coronakrise, in der unsere Kontakte durch die vielen Auflagen und Beschränkungen eben nur reduziert möglich waren, haben wir erlebt, welcher Segen im digitalen Kontakt liegen kann. Und dass man mit Konferenzsoftware auf dem Laptop sogar gemeinsam kochen oder einen gemütlichen Mädels- oder Jungsabend haben kann – jede und jeder allein auf dem Sofa im Wohnzimmer, alle zusammen auf dem Bildschirm. Aber kann virtueller Kontakt wirklich ein Ersatz für echte Begegnung sein? Diese Frage beschäftigt Einsamkeits- wie Hirnforscher gleichermaßen. Der amerikanische Hirnforscher James Coan hat herausgefunden, dass sich die Wirkung von Berührung künstlich am ehesten dadurch herstellen lässt, indem man sich seinem Gegenüber von seiner verletzlichen Seite zeigt. Dann werden dieselben Hirnregionen angeregt, die aktiviert werden, wenn wir aus Ängstlichkeit oder dem Bedürfnis nach Trost die Hand eines anderen Menschen halten. Dennoch geht nichts über eine richtige Begegnung. Sie ist ein unnachahmliches lebendiges Erlebnis, weil wir mit all unseren Sinnen daran beteiligt sind, weil wir uns sehen, riechen, hören und spüren.

Ich glaube daran, dass das größte Geschenk,
das ich von jemandem empfangen kann,
ist, gesehen, gehört, verstanden und berührt zu werden.
Das größte Geschenk, das ich geben kann, ist,
den anderen zu sehen, zu hören, zu verstehen und zu berühren.
Wenn dies geschieht, entsteht Beziehung.
VIRGINIA SATIR

Und falls wirklich mal niemand – auch nicht online – da sein sollte? Selbst dann können wir mit unseren Menschen verbunden sein, indem wir mit einem Gefühl der Dankbarkeit, der Liebe und des Wohlwollens an sie denken. Stichwort »Zitrone«, Sie erinnern sich: Unserem Gehirn ist völlig egal, ob der Kontakt in der Wirklichkeit oder in der Phantasie stattfindet. Es sendet sofort gute Gefühle aus, und die verändern umgehend unseren Hormonstatus – was sich wiederum positiv auf unser Wohlbefinden und damit auch auf unsere Gesundheit auswirkt. Falls Sie sich also mal allein fühlen, nicht telefonieren oder über einen Videodienst mit jemandem Kontakt aufnehmen können –

schauen Sie auf Ihr Netzwerkbild und suchen Sie sich einen Menschen aus, mit dem Sie jetzt gern zusammen wären. Dann denken Sie intensiv an ihn, und Ihre Phantasie wie auch Ihre Gefühle sorgen dafür, dass Sie seine Gegenwart spüren können.

Morgenenergie

Hier stelle ich Ihnen ein schönes Morgenritual vor, mit dem Sie gleich nach dem Aufstehen eine große Portion Jugendlichkeit und Energie tanken!

Denken Sie, wenn Sie morgen eine kleine Besinnungszeit in Ihrem Tagesablauf haben, an einen Menschen, der Ihnen sehr wichtig ist und für dessen Zuneigung Sie dankbar sind. Das können jeden Tag andere Menschen sein, es kann aber auch immer dieselbe Person sein. Schließen Sie dann Ihre Augen, stellen Sie sich diesen Menschen vor, wie er vor Ihnen sitzt, und sagen Sie in Gedanken zu ihm: »Ich freue mich sehr, dass wir uns kennen und auf eine so herzliche und einzigartige Weise miteinander verbunden sind.« Oder – wenn Sie ihm etwas ganz Bestimmtes sagen möchten: »Ich bin so glücklich darüber, dass du …«

Bei diesem Ritual ist es wichtig, dass Sie – während Sie zu diesem Menschen gedanklich sprechen – Ihre Liebe, Ihre Freude, Ihr Glück oder Ihre tiefe Dankbarkeit auch tatsächlich innerlich erleben. Zu Beginn ist das sicherlich ungewohnt, sich in einen mentalen Kontakt so intensiv einzufühlen, aber je öfter Sie dieses Ritual durchführen, umso schneller werden Sie das herzerwärmende Gefühl dazu erleben.

Gute Beziehungen muss man pflegen

Das ist wahrscheinlich jedem von uns schon einmal passiert: Wir haben eine Pflanze geschenkt bekommen, sie auf die Fensterbank gestellt und vergessen, sie zu gießen. Das traurige Bild nach ein paar Tagen brauche ich Ihnen nicht zu beschreiben …

Genauso verhält es sich mit unseren Beziehungen. Kümmern wir uns nicht um sie, verkümmern sie. Schenken wir Ihnen jedoch Aufmerksamkeit, investieren Zeit und Energie in sie, blühen und entwickeln sie sich oft auf ganz ungeahnte Weise. Um vom Segen guter Beziehungen zu profitieren, raten Wissenschaftler, mindestens zweimal täglich Zeit mit einem Menschen zu verbringen, zu dem man eine emotionale Verbindung hat, und ihm zu zeigen, dass man ihn schätzt und liebt.

Je eher Sie anfangen, Bekanntschaften und Freundschaften aufzubauen und zu pflegen, desto mehr können sich Ihre Beziehungen entwickeln und umso mehr werden sie Ihnen geben. Selbst aus relativ losen Kontakten, um die man sich aber regelmäßig bemüht, können mit der Zeit tiefe Freundschaften mit unvergesslichen Erlebnissen werden. Und genau daraus besteht ja unser Leben: aus erleben und erinnern.

!

Glück ist ansteckend!

Wissenschaftler der Harvard University haben herausgefunden, dass unser Wohlbefinden steigt, wenn wir glückliche Menschen in unserem engeren und weiteren Bekannten- und Freundeskreis beobachten. Die Ursache dafür liegt in einer Art emotionaler Kettenreaktion: Zeigen wir unsere Glücksgefühle durch Lächeln oder Lachen, nehmen die Menschen in unserer Umgebung dies wahr und fühlen sich auch gleich viel wohler. Unser eigenes Glücksgefühl trägt also zum Wohlbefinden anderer bei, indem es sich über soziale Beziehungsnetzwerke ausbreitet.

Wo man neue Kontakte findet

Viele haben ab dem mittleren Lebensalter, zum Beispiel nach einem Umzug aufgrund eines Arbeitsplatzwechsels, die Erfahrung gemacht, dass es schwierig ist, neue Kontakte zu knüpfen. Klar, die anderen haben nicht auf einen gewartet und deren »Bindungselektronen« sind quasi schon durch langjährige Kontakte und genügend Freundschaften gesättigt. Dazu kommt, dass neue Kontakte Zeit erfordern, die im Moment beim anderen vielleicht nicht üppig zur Verfügung steht. Und manche möchten eben auch keine neue Freundschaft – ihnen reicht eine nette, unkomplizierte Begegnung. Auch wenn dies oft eine Tatsache ist – neue Menschen lassen sich immer kennenlernen und auch neue, langjährige Freundschaften sind in fortgeschrittenem Lebensalter möglich. Am leichtesten gelingt dies, indem man dort hingeht, wo die Menschen sind, die unsere Interessen teilen.

Wir finden unsere Kontakte also bei Hobbys, die nur zu zweit funktionieren oder gemeinsam mehr Spaß machen. Wie zum Beispiel beim Singen im Chor, beim Mitwirken in einem Musikensemble, in einer Theatergruppe oder beim Tanzen. Und wir lernen neue Menschen bei Kursen in der Volkshochschule kennen, in Vereinen, bei Vorträgen, bei politischer Arbeit, bei Nachbarschaftsinitiativen und natürlich auch beim Sport. Grundsätzlich ist es immer leicht, über ein gemeinsames Interesse mit Menschen ins Gespräch zu kommen. Erste positive Signale, dass man sich sympathisch ist, vermitteln schon mal ein gutes Gefühl. Je öfter man sich dann sieht, desto wahrscheinlicher ist es, dass sich daraus eine langfristige, schöne Bekanntschaft oder auch Freundschaft entwickelt.

Noch ein paar Tipps: Gehen Sie zu jeder Jahreszeit raus, unternehmen Sie geführte Wanderungen mit dem Alpen- oder Naturschutzverein oder vergleichbaren Organisationen, machen Sie Stadtrundgänge an Ihrem Wohnort und engagieren Sie sich in Nachbarschaftsinitiativen oder ehrenamtlich, indem Sie sich um Menschen kümmern, die Zuwendung brauchen. Jedes Mal, wenn Sie irgendwo mitorganisieren, unterstützen oder helfen, schaffen Sie die Basis für neue Beziehungen. Letztlich können Sie Kontakte überall knüpfen – beim Einkaufen, in öffentlichen Verkehrsmitteln oder – geradezu unumgänglich – bei Spaziergängen mit dem Hund. Nicht umsonst raten Psychologen Menschen, die sich einsam fühlen, häufig, sich einen Vierbeiner anzuschaffen, sofern ein Hund zu den Lebensumständen passt. Tatsächlich ist nichts leichter, als über die gemeinsame Tierliebe in ein Gespräch mit anderen Hundebesitzern zu kommen. Oder man wird selbst angesprochen, weil der eigene Hund »so unfassbar niedlich« ist …

Und natürlich können Sie auch neue Kontakte über das Internet knüpfen. Die vielen Freundschaftsbörsen dort sind eine gute Möglichkeit, vor allem, wenn es Ihnen schwerfällt, fremde Menschen anzusprechen. Aber der persönliche Kontakt ist doch immer noch der beste, weil schon kurze freundliche Begegnungen großartige positive Reaktionen in unserem Körper auslösen: Unsere Herzfrequenz verändert sich und die begehrten Wohlfühlhormone werden ausgeschüttet. Die uns – ich kann es nicht oft genug sagen – jung halten.

Smalltalk können Sie lernen

Ein nettes, unverbindliches Gespräch können Sie mit allen Menschen und quasi überall führen, denn es geht dabei nicht darum, tief einzusteigen, sondern nur um den freundlichen Kontakt. Hier die Grundregeln:

- Lächeln Sie die Person, mit der Sie Kontakt aufnehmen möchten, an. Lächeln ist ein echter Brückenbauer, es zeigt Ihr Wohlwollen und lädt Ihr Gegenüber ein, ebenfalls mit Ihnen Kontakt aufzunehmen.
- Bei Reisen sind Zugverspätungen der naheliegende Gesprächseinstieg, ansonsten das Wetter oder eben auch der Hund. Wenn das Gespräch einmal läuft, können Sie nach Urlaubszielen oder Hobbys fragen. Sie werden merken: Wenn Ihr Gegenüber spürt, dass Sie an ihm interessiert sind und ihm Ihre Aufmerksamkeit schenken, finden sich schnell auch noch weitere Themen.
- Falls Sie von Ihrem Gegenüber den Namen kennen oder im Gespräch erfahren, sprechen Sie ihn bewusst immer wieder aus. Damit stellen Sie eine besondere Qualität der Beziehung her, der oder die andere fühlt sich persönlich »gesehen« und im Kontakt mit Ihnen wohl.
- Wenn Sie beide Zeit haben, können Sie das Gespräch durch Fragen am Laufen halten. Achten Sie dabei darauf, dass Sie geschlossene Fragen, also solche, die nur mit Ja oder Nein beantwortet werden

können, möglichst vermeiden, da sie ein Gespräch leicht zum Stocken bringen. Auch sollten Ihre Fragen nicht wie Ausfragen oder penetrantes Nachbohren wirken. Falls Sie die Kunst des Smalltalks erlernen oder vertiefen möchten, surfen Sie einmal durchs Internet. Es gibt sehr viele Seiten und auch Videos, die Ihnen dazu Anregungen bieten. Ideal ist natürlich auch, einen Workshop an der Volkshochschule oder einer anderen Bildungseinrichtung zu besuchen. Das hat den Vorteil, dass Sie dann gleich vor Ort zusammen mit ebenfalls am Smalltalk interessierten Menschen »üben« können.

Wie Sie Kontakt halten

Fänden Sie es schön, Ihre nahen und entfernteren Verwandten öfter zu sehen? Dann belassen Sie es nicht bei der Vorstellung, werden Sie aktiv! Besuchen Sie sie, planen Sie Feste und vielleicht auch, gemeinsam weiter entfernte Verwandte zu aufzusuchen. Wenn Sie bisher ein entspanntes, gutes Verhältnis zueinander hatten, wird Ihre Initiative sicherlich auf Resonanz stoßen. Sollte aber jemand grummeln, weil Sie sich jahrelang nicht gemeldet haben, dann erklären Sie offen und ehrlich, warum es Ihnen bisher nicht möglich war, mehr Zeit in den Kontakt zu investieren. Und warum es Ihnen jetzt so wichtig ist, sich diese Zeit zu nehmen. Vielleicht besteht auf der anderen Seite aber auch wenig Interesse an einer Neuaufnahme des Kontakts. Kämpfen Sie dann nicht um die Beziehung, belassen Sie es dabei und wenden Sie sich den Menschen zu, die Verständnis für Ihre Situation haben und die sich freuen, dass Sie sich jetzt melden.

Projekt »Verabreden«

Beziehungen zu pflegen ist eine Aufgabe, ein richtiger kleiner Job. Der aber Spaß macht und Früchte trägt, weil Sie nicht nur dem anderen, sondern auch sich selbst damit ein großes Geschenk machen. Auch in Form von Jugendlichkeit. Schreiben Sie in Ihrem

Notizbuch auf, mit wem Sie sich in nächster Zeit verabreden wollen, wem Sie eine SMS oder eine E-Mail schreiben oder wen Sie anrufen möchten. Ideal, wenn Sie einen Nachmittag oder einen Abend pro Woche für all die Menschen reservieren, die Ihnen wichtig sind. Wenn Sie viel Zeit zur Verfügung haben, dann überlegen Sie, ob Sie sich mit Freunden oder Bekannten regelmäßig zu gemeinsamen Aktivitäten verabreden. Oder Sie gründen einen »Stammtisch« mit ehemaligen Kolleginnen und Kollegen oder mit Menschen, die Sie aus anderen Zusammenhängen kennen. Dann sind die regelmäßigen Treffen gesetzt und man muss sich nicht jedes Mal aufs Neue aufraffen, einen Termin zu vereinbaren. Auch ein Blick ins Adressbuch ist lohnend. Wen von Ihren Kontakten hatten Sie schon ganz vergessen, weil er oder sie lange nichts mehr von sich hat hören lassen? Wenn Sie den Faden wieder aufnehmen möchten, schreiben Sie eine E-Mail oder rufen Sie an. Damit es nicht beim guten Vorsatz bleibt, können Sie hier gleich Nägel mit Köpfen machen. Notieren Sie, wen Sie wann anrufen:

	Wen?	Wann?
1.		
2.		
3.		

Es gibt nur einen Weg, Freunde zu gewinnen; selbst einer zu sein.
RALPH WALDO EMERSON

Menschen wiederfinden

Voltaire hat einmal gesagt: »Das erste Gesetz der Freundschaft lautet, dass sie gepflegt werden muss. Das zweite lautet: Sei nachsichtig, wenn das erste verletzt wird.«

Gerade wenn wir älter werden, spüren wir oftmals das Bedürfnis, Menschen wiederzusehen, zu denen der Kontakt schon seit Jahren, vielleicht sogar schon seit Jahrzehnten abgebrochen ist. Vielleicht, weil wir selbst ihn nicht gepflegt haben, vielleicht, weil die andere Seite kein Interesse signalisiert hat. Eine wunderbare Gelegenheit, alte Freundschaften wiederzubeleben, ist natürlich der »Klassiker« Klassentreffen. Dort trifft man viele der ehemaligen Mitschülerinnen und Mitschüler in entspannter Atmosphäre und entdeckt dabei manchmal einen Menschen, mit dem man in der Schule gar nicht viel zu tun hatte, ganz neu. Aber auch die Website www.stayfriends.de ist eine tolle Möglichkeit, nach ehemaligen Schulfreundinnen und -freunden zu suchen.

Am einfachsten ist es natürlich immer, die Namen ehemaliger Freunde und Bekannten im Internet in einer Suchmaschine zu recherchieren. Meistens findet man dann ein Bild, einen kleinen Text oder sogar eine Homepage, die bei der Kontaktaufnahme weiterhelfen. Oder gleich eine E-Mail-Adresse oder sogar eine Homepage. Viele Menschen haben ihre Profile auch in sozialen Netzwerken wie Facebook, XING oder Instagram hinterlegt. Solange Sie nur jemanden finden wollen, müssen Sie keinen Zugangscode haben und auch nicht Mitglied sein. Erst wenn Sie über das Netzwerk Kontakt mit einer Person aufnehmen möchten, müssen Sie sich dort anmelden. Bei den meisten Netzwerken ist die Mitgliedschaft gratis – dafür, dass man die Vorteile des Netzwerks nutzen kann, willigt man ein, dass der Netzwerkbetreiber die persönlichen Daten, die man von sich preisgibt, zu Marketingzwecken etc. nutzen darf.

Aber bedenken Sie bitte auch, dass nicht jeder Kontaktwunsch auf Gegenseitigkeit beruht. Die meisten Menschen freuen sich bestimmt, wenn »ein alter Bekannter« aus einer ganz anderen Lebensphase wieder auftaucht. Aber für manche ist dieser »Besuch« vielleicht auch eine Erinnerung an eine Zeit, an die man gar nicht gern erinnert wird. Das kann ein Grund dafür sein, dass der Mensch, den Sie angeschrieben oder auf dessen Anrufbeantworter Sie gesprochen haben, nicht reagiert. Sie können es natürlich nochmals versuchen, aber wenn Sie wieder keine Reaktion erhalten, ist der Kontakt – zumindest zu diesem Zeitpunkt – wahrscheinlich nicht erwünscht. Dann kommt eben ein anderer Kontakt aus Ihrem Adressbuch oder Ihrer Liste dran. Ein Blick auf Ihr Netzwerkbild macht Ihnen schnell klar, wem Sie Ihre Zeit und Energie sinnvollerweise schenken.

Einen neuen Anfang machen

Gibt es Menschen, mit denen Sie gern einen Teil Ihrer Freizeit verbringen möchten? Vielleicht gemeinsam Musik machen, sich zu einer Wanderung oder anderen Unternehmungen verabreden? Fassen Sie sich ein Herz, sprechen Sie sie an und machen Sie einen Vorschlag für eine gemeinsame Unternehmung. Mit Ihrer Menschenkenntnis werden Sie aus der Reaktion Ihres Gegenübers schnell erkennen, ob Ihr Vorschlag willkommen und das Interesse gegenseitig ist. Gerade in fortgeschrittenem Alter fällt es manchen Menschen schwerer, neue Bekanntschaften zu schließen oder auch zu einer bereits bestehenden Clique oder Gruppe zu stoßen. Keine Frage, das ist auch nicht leicht. Die anderen sind ja eine vertraute Runde und »Neue« bringen dieses eingespielte System durcheinander. Die Bereitschaft, sich diesen »Neuen« zu öffnen, ist daher nicht automatisch vorhanden. Davon sollten Sie sich aber nicht abschrecken lassen. Der Versuch, allmählich in eine Gemeinschaft hineinzuwachsen und Teil von ihr zu werden, ist die anfängliche Überwindung auf jeden Fall wert. Im Idealfall ist er ein Gewinn auf Gegenseitigkeit.

Die Scheu vor anderen Menschen verlieren

Eine tolle Möglichkeit, sicherer im Umgang mit anderen zu werden, ist, Kleinanzeigen im Internet zu schalten. Zunächst kommt man über E-Mail mit den Interessenten für den Gartenschirmständer, das alte Fahrrad oder die Retro-Stehlampe, die nur herumsteht, in Kontakt. Und wenn man das Objekt der Begierde abholen lässt, nochmals persönlich. Aus eigener Erfahrung weiß ich, dass es überwiegend sehr nette Kontakte sind, die daraus entstehen. Oder Sie vereinbaren eine Mitfahrgelegenheit, bei der Sie sich bezüglich Kosten, Zeit und Treffpunkt einigen müssen. Auf der Fahrt kann sich daraus ein anregendes und sehr nettes Gespräch ergeben.

Glück ist das Einzige, das sich verdoppelt,
wenn man es teilt.
ALBERT SCHWEITZER

Last not least – Zeigen Sie Dankbarkeit für Ihre Freundschaft

Jede Freundschaft ist ein kostbares Geschenk, dessen Wert man manchmal erst erkennt, wenn sie zu Ende ist. Betrachten Sie daher keine Freundschaft als selbstverständlich, sondern geben Sie Ihrer Freundin oder Ihrem Freund und auch Ihren Bekannten das Gefühl, für Sie etwas Besonderes, etwas sehr Wichtiges zu sein. Dass Sie an Geburtstage denken, sollte selbstverständlich sein – wobei eine gute Freundschaft auch einen verschwitzten Geburtstag verkraftet. Aber machen Sie immer mal wieder kleine, unaufwendige Geschenke, die Ihrem Freund oder Ihrer Freundin zeigen, dass ein Band zwischen Ihnen besteht. Das kann die Lieblingsblume oder die Seife sein, an der Sie beim letzten Stadtbummel gemeinsam geschnuppert haben und die Ihrer Freundin oder Ihrer Bekannten so gut gefallen hat. Das kann eine Karte für einen gemeinsamen Besuch im Impro-Theater sein, wenn Sie beide gern lachen und einfach mal wieder einen unbeschwerten Abend genießen möchten.

Oder das Buch, das Sie aufgrund seines Covers und Titels spontan angesprochen hat, weil Sie letztens noch über das darin behandelte Thema gesprochen haben.

Nicht zuletzt hält uns Schenken jung – weil wir nicht nur beim Beschenkten, sondern auch bei uns selbst Freude auslösen. Denn wie heißt es in dem Sprichwort so schön? »Die Freude, die wir schenken, kehrt ins eigene Herz zurück.« Und lässt von dort aus augenblicklich die Uhren in unseren Zellen langsamer ticken.

5

»Ich bleib dann mal jünger«-Coaching

Schöne, harmonische und lebendige Beziehungen, Wohlfühlen, Lebensqualität und Jungbleiben stehen in einem engen Zusammenhang. Daher sollten Sie in regelmäßigem Austausch mit der Familie, Freunden und Bekannten sein und offen für neue Beziehungen bleiben. Genauso wichtig ist es aber auch, das rechte Maß zwischen Kontakt und Rückzug zu finden. Was möchten Sie an Ihrem Kontaktverhalten in Zukunft verändern?

Diese Gewohnheit möchte ich bezüglich meiner Kontakte gerne entwickeln:

____

____

____

Erreichen möchte ich damit, dass…

Diese neue Gewohnheit zu entwickeln gelingt mir, indem ich…

Damit beginnen werde ich am

5

»Wie läuft's?«-Check

Überprüfen Sie hier nach zwei oder mehr Wochen, ob Sie schon ein wenig an Ihren »Kontaktschrauben« gedreht haben und wie es Ihnen damit geht.

Was habe ich hinsichtlich der Kontakte und Beziehungen in meinem Leben verändert?

Wie geht's mir aktuell damit?

Welche sichtbaren und spürbaren Veränderungen erlebe ich?

Wenn ich noch mehr an meinen »Kontaktschrauben« drehen möchte – was tue ich dann?

Ausklang

Und ich habe gemerkt, das Wunder,
auf das ich so lange gewartet habe, bin ich selbst.
SELMA LAGERLÖF

Nun sind wir am Ende unseres »Ich bleib dann mal jünger«-Coachings mit den »Big Five des Jungbleibens« angelangt. Vom ersten Aufschlagen des Buches bis hierher haben Sie eine Fülle an Informationen, Impulsen und Inspirationen erhalten, wie Sie länger jung und gesund bleiben können. Wenn Sie das Coaching mitgemacht haben, haben Sie ausprobiert und herausgefunden, was für Sie funktioniert, um sich länger jung, gut und gesund zu fühlen. Aber selbst wenn Sie die Coachingteile nicht bearbeitet haben, wissen Sie nun, was Sie tun können, um sich Ihre Lebensqualität bis ins hohe Alter zu erhalten.

Und wie schon zu Beginn gesagt: Jungbleiben ist ein Lebensprogramm, es geht darum, ins »Tun« zu kommen. Und wenn es nur Minischrittchen sind – Hauptsache, wir machen Tag für Tag immer ein bisschen mehr von dem, was uns körperlich und geistig jung hält. Und immer weniger von dem, was uns unnötig vorzeitig altern lässt. Dazu gehört, dass wir mutig der Frage »Wer bin ich?« nachgehen, uns nicht um die Erwartungen der anderen scheren und mehr gesunden Egoismus zeigen, der letztlich auch anderen zugutekommt. Dazu gehört auch, dass wir mit dem aufhören, was uns schadet, und insgesamt großzügiger mit uns umgehen. Mehr Selbstfürsorge, weniger Selbstkritik.

Unsere neuen guten und gesunden Gewohnheiten sollten sich wie ein roter Faden durch unser Leben ziehen. Denken Sie dabei auch immer an die 80:20-Regel, die Sie bei jedem der »Big Five« anwenden können. Die Ausnahmen – die zwanzig Prozent – sind dann die besonderen Verrücktheiten und Bequemlichkeiten, die einfach nur Spaß machen und die wir so richtig genießen können, eben weil sie nicht alltäglich sind.

Wenn Ihnen das Coaching Spaß gemacht hat und Sie noch mehr dafür tun wollen, das Ticken Ihrer Zelluhren zu verlangsamen, möchte ich Ihnen zum Schluss noch ein paar weitere Impulse mit auf den Weg geben, die Sie dabei unterstützen werden, Ihre neuen Abläufe und Verhaltensweisen noch selbstverständlicher werden zu lassen:

▷ Schließen Sie einen Vertrag mit sich

Schreiben Sie wie schon in den Coachings auf, was Sie erreichen wollen und welche Technik oder Übung Sie in den nächsten zwei, drei oder vielleicht sogar sechs Wochen dafür einsetzen möchten. In jedem Kapitel der »Big Five« finden Sie eine Menge Ideen und Anregungen. Unterschreiben Sie diesen Vertrag und geben Sie einem Menschen, dem Sie vertrauen und der Sie wohlwollend unterstützt, eine Kopie.

▷ Lassen Sie sich erinnern

Wir sind Meister im Vergessen dessen, was wir Gutes für uns tun wollen, weil unser Unterbewusstsein stark am vertrauten Zustand hängt. Besorgen Sie sich daher ein Bändchen für Ihr Handgelenk, einen Schlüsselanhänger, einen Ring oder einen anderen Gegenstand, der Sie überall an Ihr Vorhaben »Ich bleib dann mal jünger« erinnert.

▷ Trauen Sie sich!

Als »Gewohnheitstiere« bleiben wir am liebsten in unserer Komfortzone, wo es so schön vertraut und sicher ist. Wenn Sie aber weiterhin körperlich und geistig beweglich bleiben wollen, geht es darum, den Radius Ihrer Kuschelzone allmählich zu erweitern. Mit jeder neuen Erfahrung, die Sie in allen Bereichen der »Big Five« machen können, verlangsamen Sie das Altern Ihrer Zellen und werden wieder jünger, weil Sie sich allmählich immer mehr zutrauen. Vergessen Sie bitte nicht: Die Welt ist immer so, wie wir sie sehen, und immer ist sie das, was wir aus uns machen und wie wir mit uns umgehen.

Dass Sie durch die »Big Five des Jungbleibens« ganz neue Seiten an sich kennenlernen und dem vielen Unbekannten, das auf Sie zukommen mag, mit der Frage begegnen: »Was da wohl wieder alles an Chancen drinsteckt?«, dass Sie sich immer wieder von sich selbst überraschen lassen und Spaß an Ihrer Lebendigkeit und Ihrem Leben haben – das wünsche ich Ihnen von Herzen. Bleiben Sie dran – es lohnt sich!